Sandra Patricia Pazmiño Moscoso

Protocolos de Resonancia Magnética Neuro RMN

Sandra Patricia Pazmiño Moscoso

Protocolos de Resonancia Magnética Neuro RMN

Cerebro, columna vertebral

Editorial Académica Española

Imprint

Any brand names and product names mentioned in this book are subject to trademark, brand or patent protection and are trademarks or registered trademarks of their respective holders. The use of brand names, product names, common names, trade names, product descriptions etc. even without a particular marking in this work is in no way to be construed to mean that such names may be regarded as unrestricted in respect of trademark and brand protection legislation and could thus be used by anyone.

Cover image: www.ingimage.com

Publisher:
Editorial Académica Española
is a trademark of
International Book Market Service Ltd., member of OmniScriptum Publishing Group
17 Meldrum Street, Beau Bassin 71504, Mauritius

Printed at: see last page
ISBN: 978-620-2-13881-9

PROTOCOLOS PARA RESONANCIA MAGNÉTICA NEURO RMN

Sandra Patricia Pazmiño Moscoso[1]

[1] Licenciada en Radiología, Docente, Facultad de Ciencias Médicas – Universidad Central del Ecuador, Ecuador. E-mail: sppazmino@uce.edu.ec

ÍNDICE

1. INTRODUCCIÓN

La resonancia magnética se ha establecido como una herramienta muy valiosa para el diagnóstico de enfermedades neurológicas, debido a su capacidad de proveer excelente detalle y caracterización de los tejidos.

El protocolo es un procedimiento establecido para resolver determinadas situaciones. Por tanto, se trata de los pasos que hay que seguir y las decisiones que hay que adoptar a lo largo de un proceso.

2. OBJETIVOS

✓ Determinar el procedimiento correcto para realizar un examen de resonancia magnética.
✓ Determinar las diferentes secuencias utilizadas en los diferentes protocolos, para comprender las imágenes neurológicas.

3. PROTOCOLO EN RESONANCIA MAGNÉTICA

El protocolo en Resonancia Magnética nos sirve para aplicar una serie de secuencias ya sea potenciadas en T1 o T2 las cuales nos permitan valorar las diferentes patologías que existen y que mediante la aplicación de secuencias específicas nos permitan identificarlas mediante imágenes.

Principalmente debemos formularnos:

QUÉ   ⟶   REGIÓN QUEREMOS VER

PARA QUE   ⟶   DIAGNÓSTICO O FINALIDAD

CÓMO   ⟶   VAMOS A PODER VER (SEC. T1 – T2 – DP, etc.)

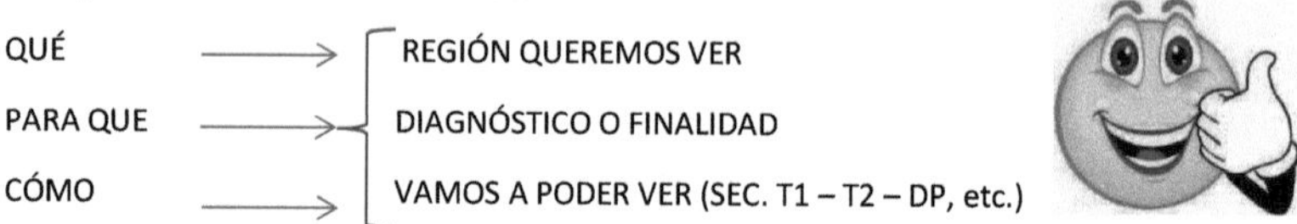

De ésta manera tendremos un estudio realizado de manera adecuada.

3.1. PREPARACIÓN DEL PACIENTE

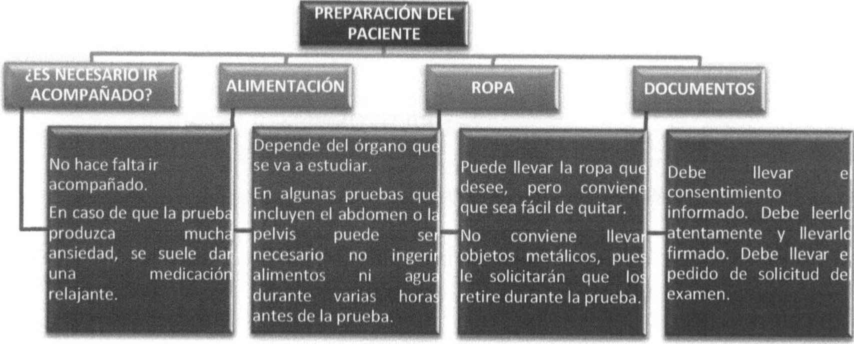

DURACIÓN: la prueba se realiza en unos 30-60 minutos, aunque en ocasiones puede durar algo más.

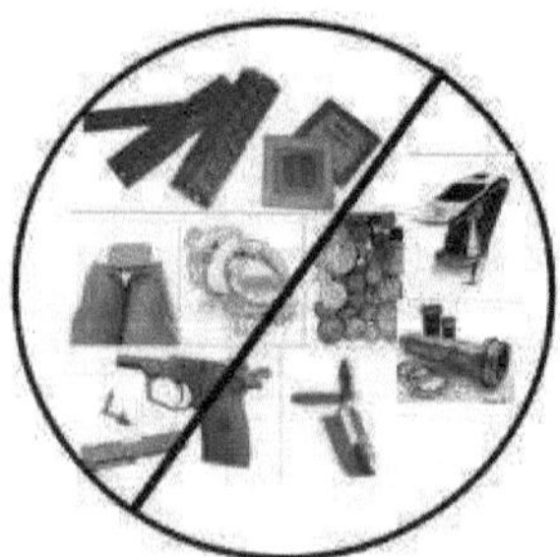

Fuente: http://www.resonancia-magnetica.com/wp-content/uploads/2011/06/Resonancia_magnetica6.jpg

3.2. CONTRAINDICACIONES

Si se tiene alergia a medios de contraste de la RMN como el gadolinio. En este caso se puede realizar la prueba sin contraste.

La presencia de material metálico en el cuerpo, como placas, tornillos, válvulas cardiacas, marcapasos, metralla, etcétera. Esto se debe a que todos los materiales son atraídos por el campo magnético que se crea dentro del aparato de resonancia y pueden ser peligrosos.

Pacientes con claustrofobia que no toleren estar dentro del aparato durante la prueba. En estos casos se puede realizar una sedación del paciente.

Pacientes que no puedan permanecer quietos , también se puede solucionar este problema con sedación.

Pacientes muy obesos que no alcancen dentro del resonador.

Previa realización del examen es necesario explicar al paciente que es un proceso extenso donde deberá permanecer inmovilizado, lo que es necesario para obtener imágenes adecuadas y de calidad, además de informarle que durante el mismo estaremos en contacto permanente con él.

Si fuese necesario llamar al personal de enfermería o auxiliares para poder movilizar al paciente.

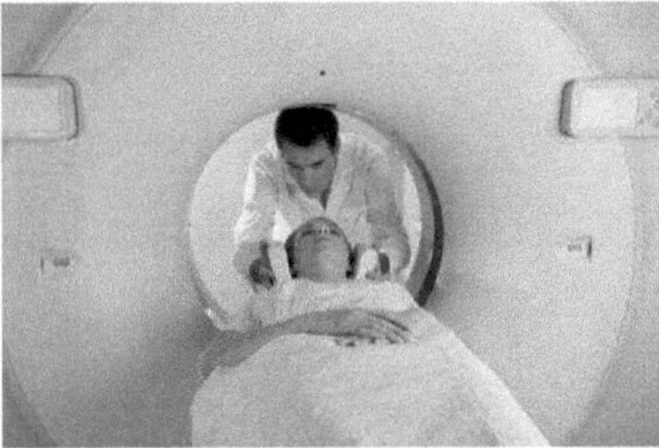

Fuente:
http://www.saludymedicinas.com.mx/assets/img/centros_salud/centro_cardiovascular/resonan
cia-magnetica.jpg

3.3. SURVEY O LOCALIZADORES

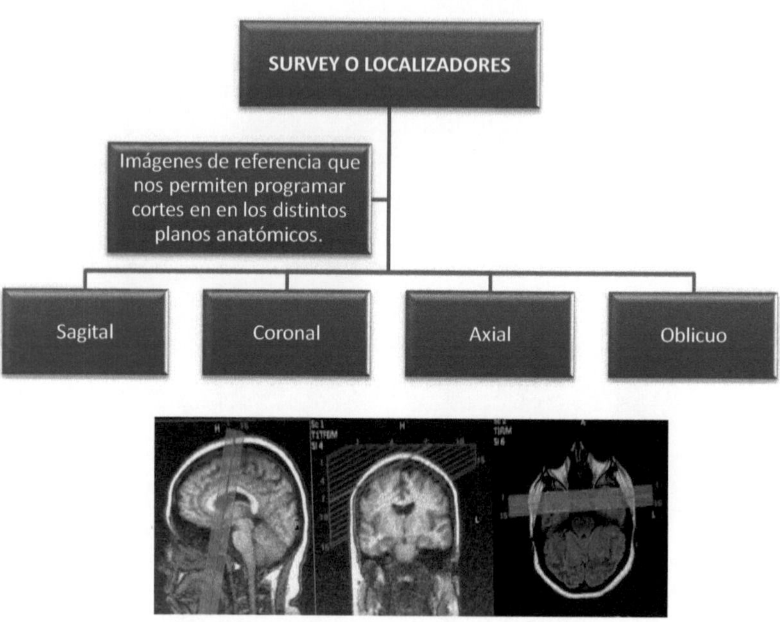

Fuente: Elaborado por Autora

3.4 . SECUENCIAS

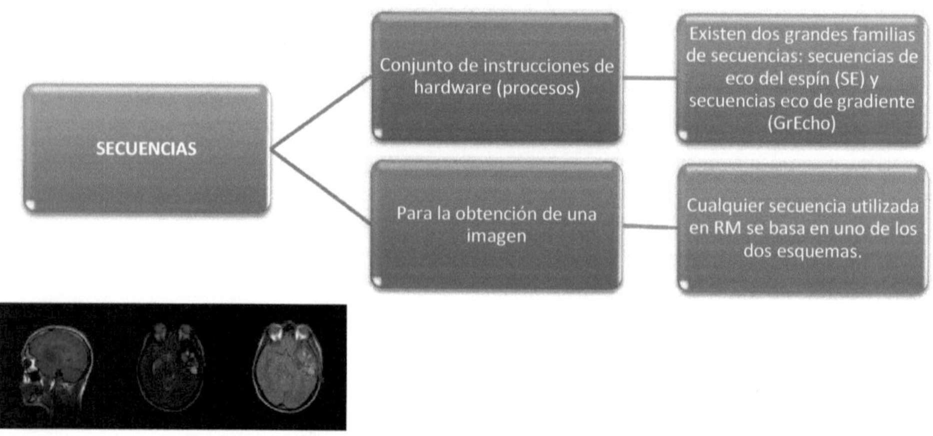

Fuente:
http://www.seram2010.com/modules.php?name=posters&file=diapositivas&idpaper=899&forpubli=&idsection=2

4. PROTOCOLO
RESONANCIA MAGNÉTICA DE CEREBRO

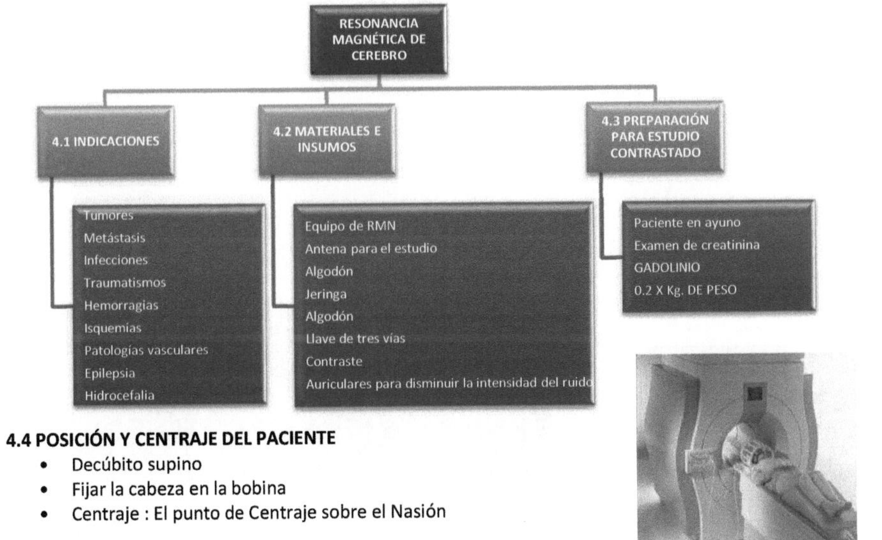

4.4 POSICIÓN Y CENTRAJE DEL PACIENTE

- Decúbito supino
- Fijar la cabeza en la bobina
- Centraje : El punto de Centraje sobre el Nasión

Fuente:
http://www.radiologyinfo.org/en/photocat/gallery3.cfm?image=philips6.jpg&pg=headm
r

4.5 SECUENCIAS A REALIZAR

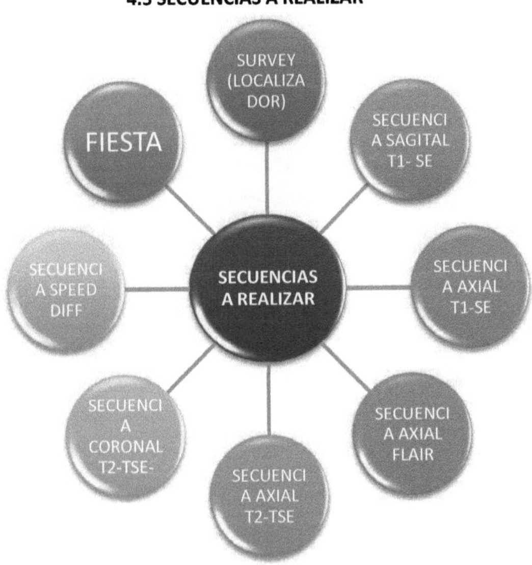

Fuente: Moeller, MRI Parameters and Positioning © 2003 Thieme

4.5 SECUENCIAS A REALIZAR

1) SURVEY (LOCALIZADOR)
2) SECUENCIA SAGITAL T1- SE
3) SECUENCIA AXIAL T1-SE
4) SECUENCIA AXIAL FLAIR
5) SECUENCIA AXIAL T2-TSE
6) SECUENCIA CORONAL T2-TSE-
7) SECUENCIA SPEED DIFF

Fuente: Moeller, MRI Parameters and Positioning © 2003 Thieme

LOCALIZADORES (SURVEY)
Secuencia T1 Rápida

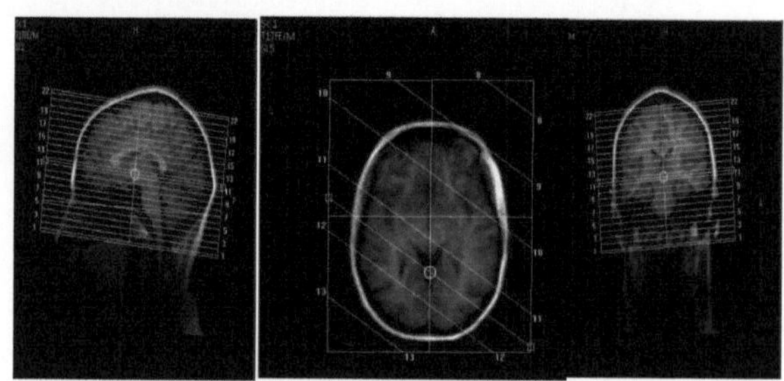

LOCALIZADORES (SURVEY) Secuencia T1 Rápida	
TR	15ms
TE	5ms
MATRIZ	256

Elaborado por: Autora

Fuente: http://www.protocolosrm.com/index.php/sistemanervioso/craneosincontraste.html

PROGRAMACIÓN DE CORTES (RMN CEREBRO)

La planificación de la secuencia:

Sagital se hace usando una imagen coronal siguiendo la línea media.

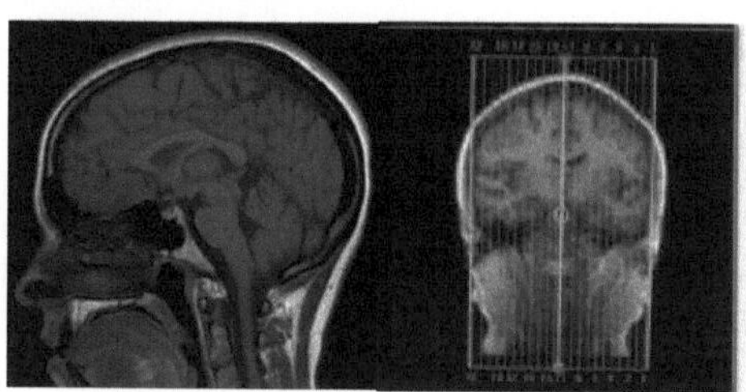

Fuente: Elaborado por Autora

SECUENCIA SAGITAL T1- SE	
FOV	230 mm
THICKNEES	1,5 mm
TE	8,9 ms
TR	500 ms
FLIP ANGLE	20-90°

Elaborado por: Autora

Coronal: se hace usando una imagen axial siguiendo la línea media.

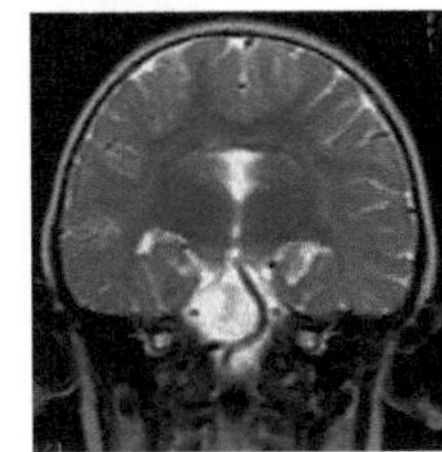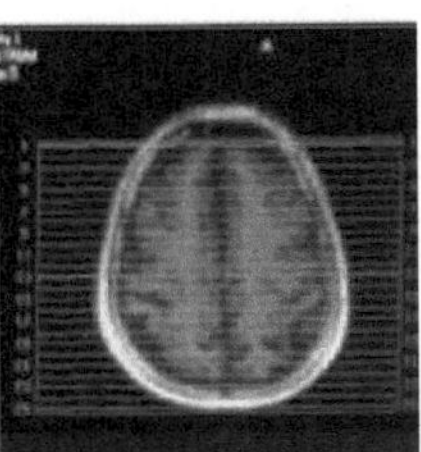

SECUENCIA CORONAL T2-TSE-	
FOV	230 mm
THICKNEES	5,0 mm
TE	89 ms
TR	3800 ms
FLIP ANGLE	20-70°

Elaborado por: Autora

Fuente: Elaborado por Autora

Axial: se hace usando una imagen sagital, usando como referencia el cuerpo calloso.

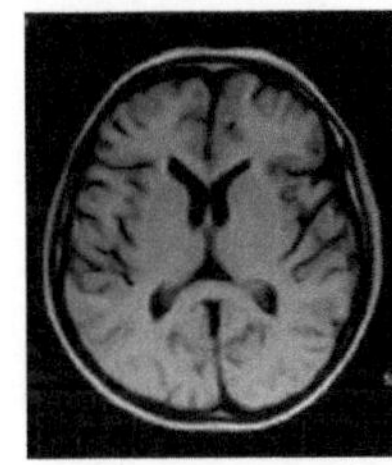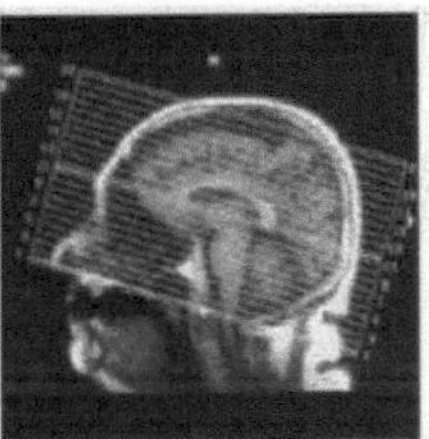

SECUENCIA AXIAL T1-SE	
FOV	230 mm
THICKNEES	6,5 mm
TE	8,9 ms
TR	500 ms
FLIP ANGLE	20-70°

Elaborado por: Autora

Fuente: Elaborado por Autora

SECUENCIA AXIAL FLAIR: Sirve para detectar pequeños acúmulos de líquidos.

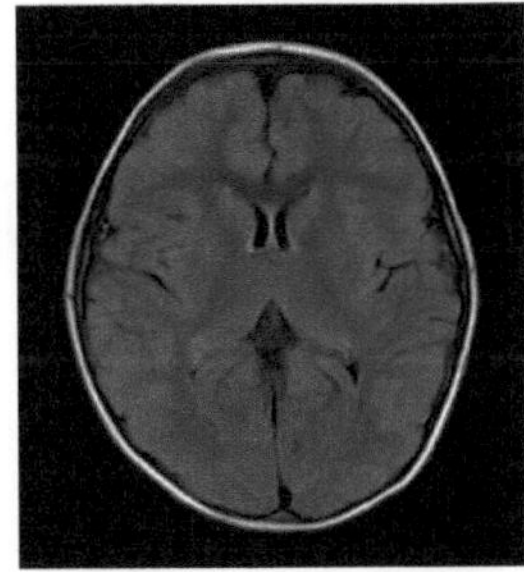

SECUENCIA AXIAL FLAIR	
FOV	230 mm
THICKNEES	6,0 mm
TE	106 ms
TR	9000 ms
TI	2500 ms

Elaborado por: Autora

Fuente: http://www.iomonitoring.org/mrclinicalapplications.htm

SECUENCIA AXIAL T2-TSE	
FOV	230 mm
THICKNEES	6,0 mm
TE	93 ms
TR	3700 ms
FLIP ANGLE	20-70°

Elaborado por: Autora

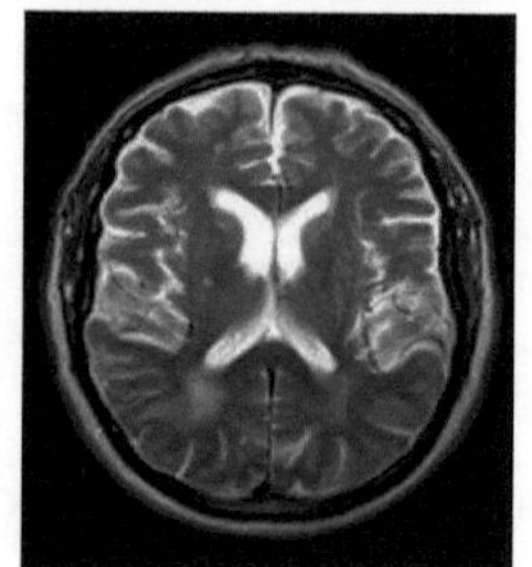

Fuente: http://www.iomonitoring.org/mrclinicalapplications.htm

SECUENCIA SPEED DIFF .- Secuencia ultrarrápida que se basa en el movimiento microscópico de las moléculas de agua.

SECUENCIA SPEED DIFF	
FOV	230 mm
THICKNEES	4,5mm
TE	129 ms
TR	4600 ms
FLIP ANGLE	20-70°

Elaborado por: Autora

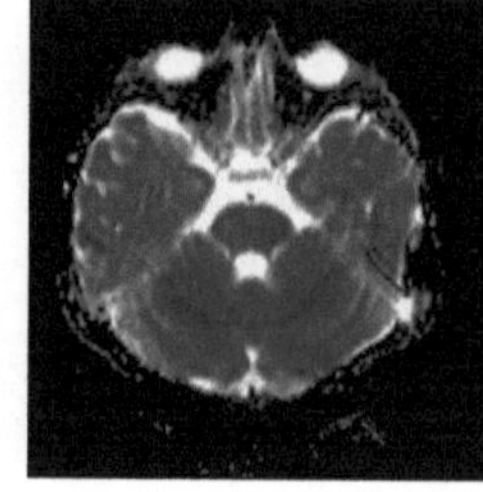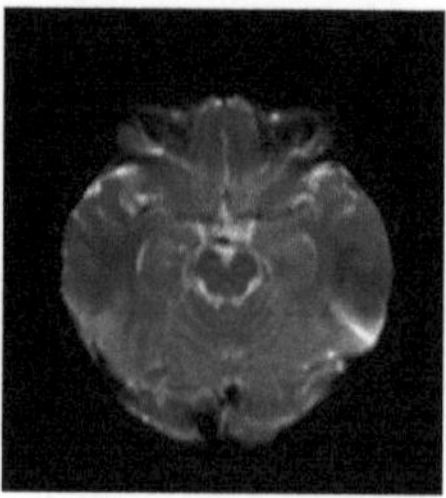

Fuente: http://www.scielo.cl/scielo.php?script=sci_arttext&pid=S0717-93082010000400004

SECUENCIAS CONTRASTADAS *NO se realizan en T2 porque no se diferencia el M.C ya que el líquido y el contraste se observan con la misma intensidad.

AXIAL T1

SAGITAL T1

CORONAL T1

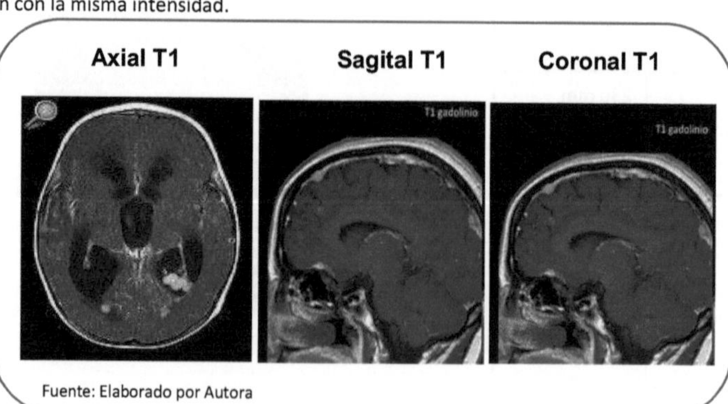

Fuente: Elaborado por Autora

ESTUDIO DE PARES CRANEALES

La RM es el método de elección para evaluar los nervios craneales. Hay 12 pares de nervios craneales a los cuales nos referimos por su nombre o número correspondiente. Es necesario realizar cortes finos y reconstrucciones multiplanares así como secuencias adicionales como FIESTA, STIR, FLAIR.

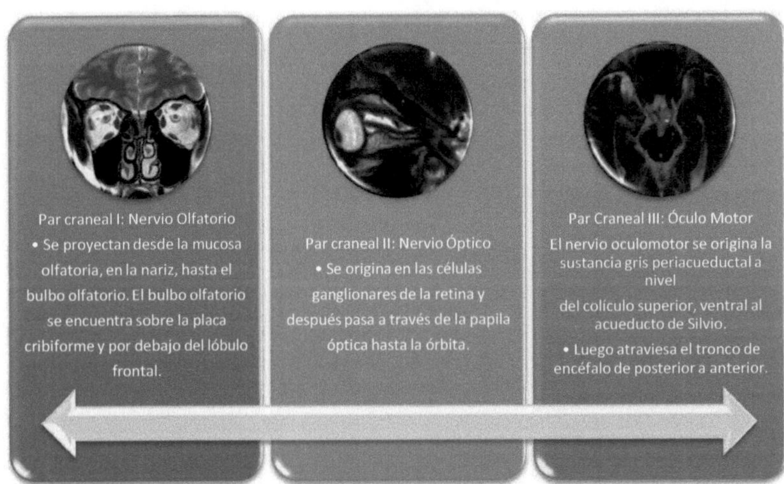

Fuente: http://congreso.faardit.org.ar/uploads/2013/poster/2013_302_PE_SNC.pdf

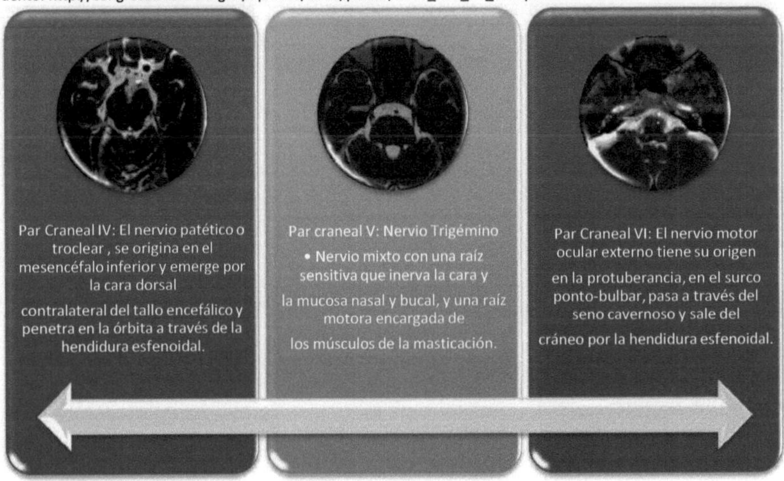

Fuente: http://congreso.faardit.org.ar/uploads/2013/poster/2013_302_PE_SNC.pdf

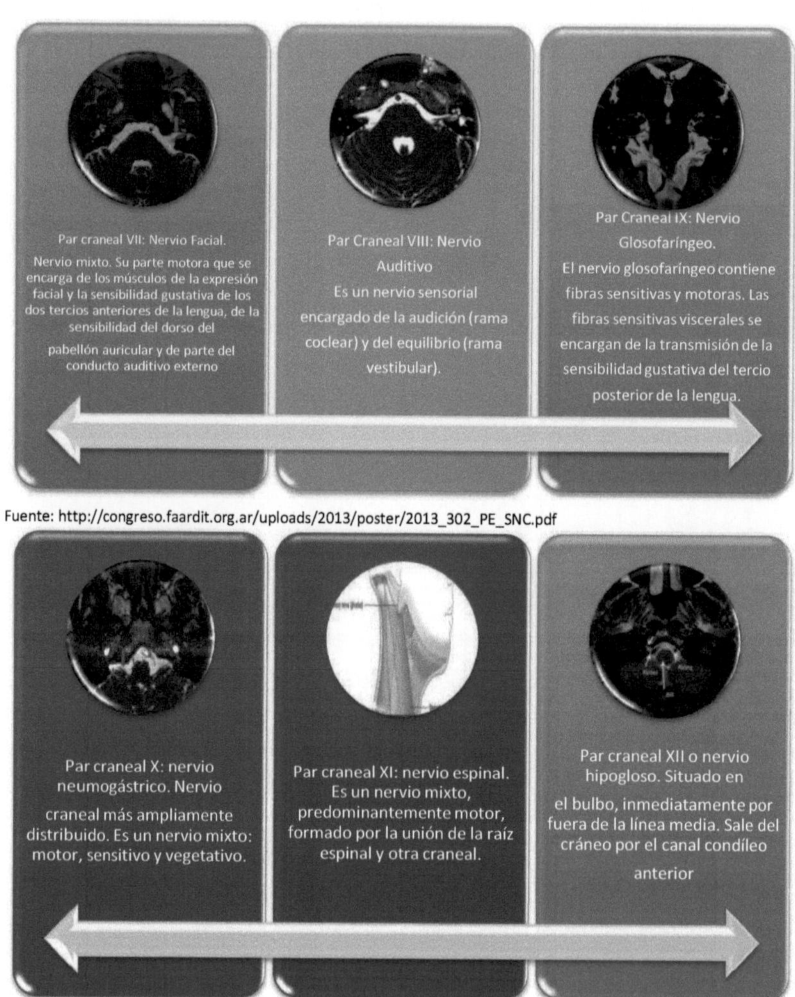

Fuente: http://congreso.faardit.org.ar/uploads/2013/poster/2013_302_PE_SNC.pdf

Fuente: http://congreso.faardit.org.ar/uploads/2013/poster/2013_302_PE_SNC.pdf

<h1 align="center">ESTUDIO DE LOS PARES CRANEALES</h1>

Las secuencias más recientes utilizadas en la práctica clínica son capaces en pocos ms de obtener un gran número de imágenes. Estas secuencias se denominan, según la casa comercial, Balanced Fast Field Echo (Philips), TrueFISP (Siemens) y Fiesta (GE)

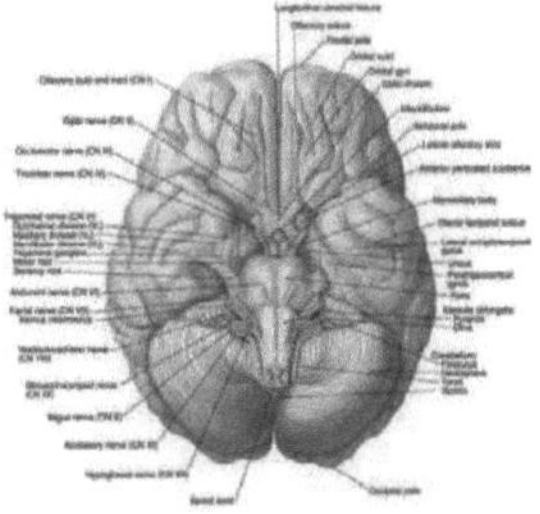

Fuente: http://www.scielo.org.ar/scielo.php?script=sci_arttext&pid=S1852-99922010000400008

La secuencia T2- FIESTA presenta alta resolución de contraste entre el LCR de las cisternas y los nervios, comparando con secuencias tradicionales, permitiendo visualizar los nervios (pares craneales) y detectar lesiones de los mismos.

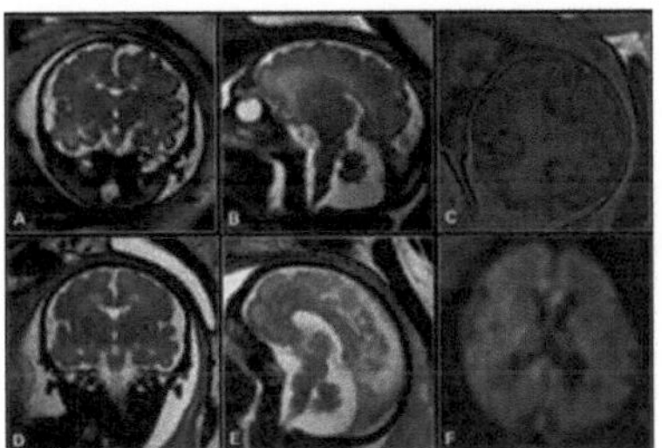

Fuente: http://www.scielo.org.ar/scielo.php?script=sci_arttext&pid=S1852-99922010000400008

Secuencias balanceadas (FIESTA)	
TR	3,9 ms
TE	mínimo (1,7 ms)
FOV	35 cm
MATRIZ	256 x 256
CORTE	5,1 mm
ÁNGULO	45º

Elaborado por: Autora

5. PROTOCOLO
<u>RESONANCIA MAGNÉTICA DE HIPÓFISIS</u>

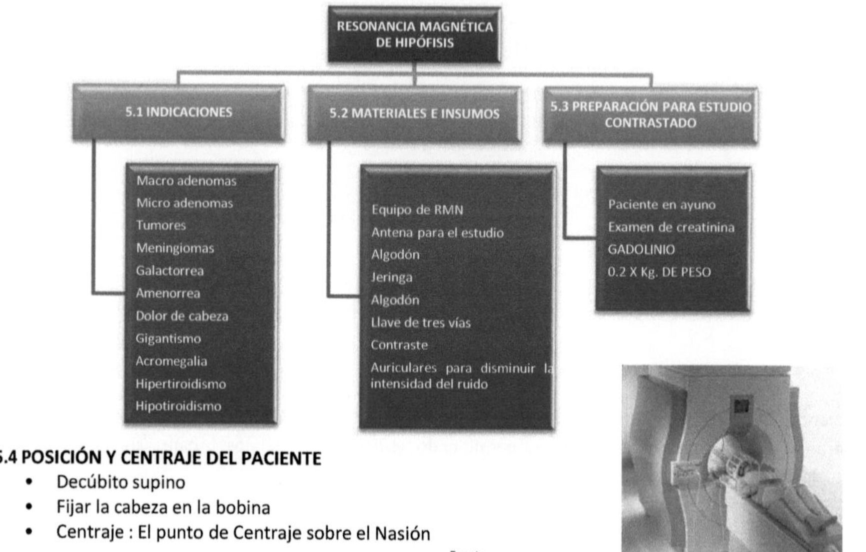

5.4 POSICIÓN Y CENTRAJE DEL PACIENTE

- Decúbito supino
- Fijar la cabeza en la bobina
- Centraje : El punto de Centraje sobre el Nasión

Fuente:
http://www.radiologyinfo.org/en/photocat/gallery3.cfm?image=philips6.jpg&pg=headmr

5.5 SECUENCIAS A REALIZAR

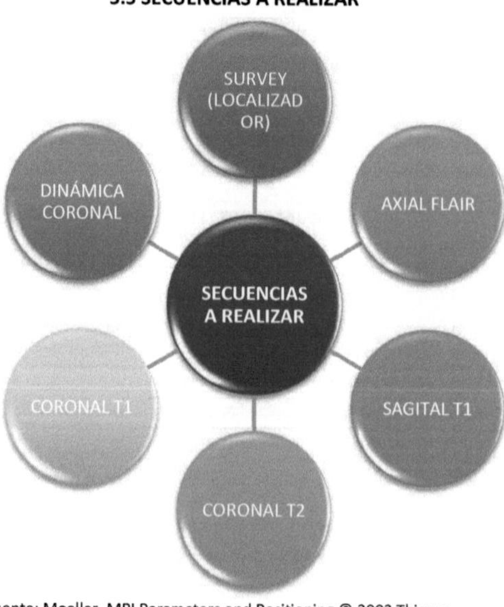

Fuente: Moeller, MRI Parameters and Positioning © 2003 Thieme

1) SURVEY (LOCALIZADOR)
2) AXIAL FLAIR
3) SAGITAL T1
4) CORONAL T2
5) CORONAL T1
6) DINÁMICA CORONAL

Fuente: Moeller, MRI Parameters and Positioning © 2003 Thieme

LOCALIZADORES (SURVEY)
Secuencia T1 Rápida

LOCALIZADORES (SURVEY) Secuencia T1 Rápida	
TR	15ms
TE	5.2 ms
MATRIZ	256

Elaborado por: Autora

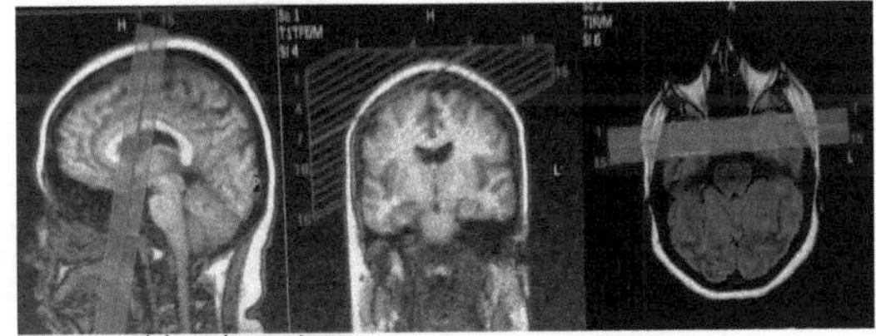

Fuente: Elaborado por Autora

Secuencia Axial FLAIR: Se utiliza para detectar acúmulos de líquidos

SECUENCIA AXIAL FLAIR	
FOV	230 mm
THICKNEES	6,0 mm
TE	106 ms
TR	9000 ms
TI	2500 ms

Elaborado por: Autora

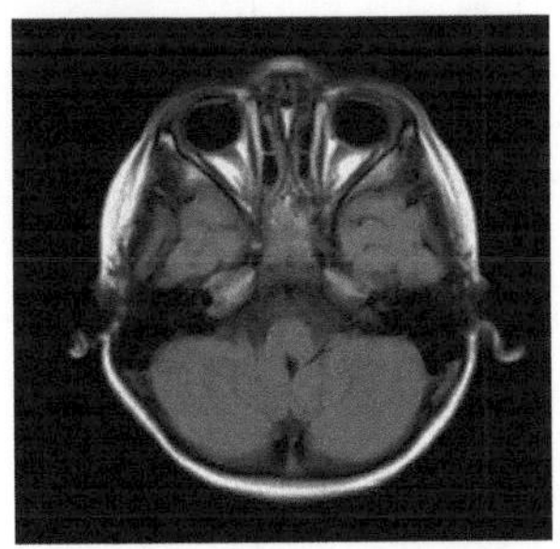

Fuente: http://www.ijri.org/article.asp?issn=0971-3026;year=2010;volume=20;issue=3;spage=198;epage=201;aulast=Lacout

Sagital: Para obtener una imagen sagital, vamos a programar los localizadores en una imagen coronal.

SECUENCIA- SAGITAL T1	
FOV	230 mm
THICKNEES	2,5 mm
TE	11 ms
TR	550 ms
FLIP ANGLE	20-70°

Elaborado por: Autora

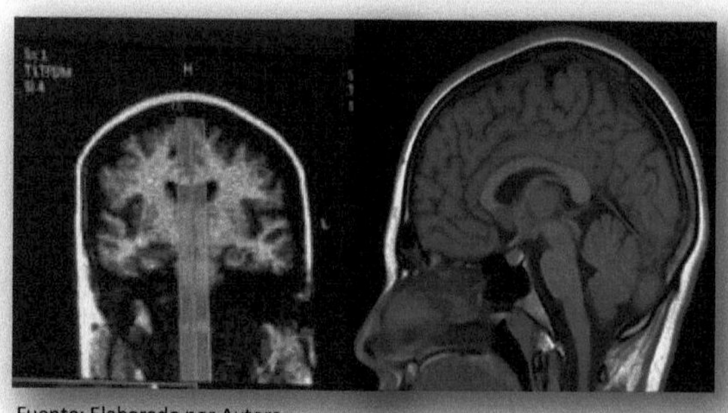

Fuente: Elaborado por Autora

Coronal: Para obtener una imagen coronal, vamos a programar los localizadores en una imagen sagital.

SECUENCIA –CORONAL T1	
FOV	230 mm
THICKNEES	2,0 mm
TE	11 ms
TR	560ms
FLIP ANGLE	20-70°

Elaborado por: Autora

Fuente: Elaborado por Autora

SECUENCIA CORONAL T2- TSE	
FOV	230 mm
THICKNEES	2,0 mm
TE	80 ms
TR	4000 ms
FLIP ANGLE	20-70°

Elaborado por: Autora

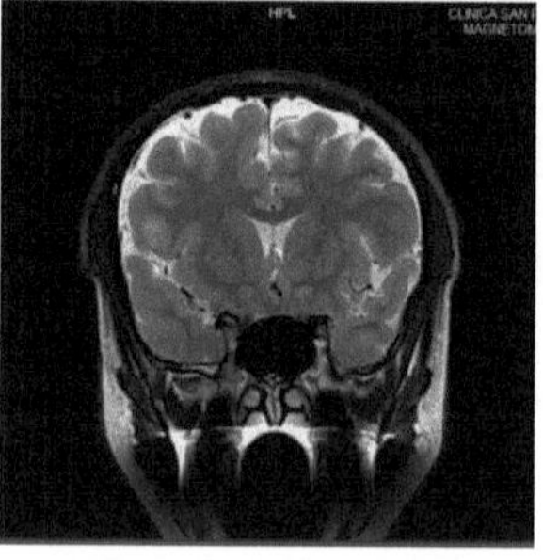

Fuente: http://www.ijri.org/article.asp?issn=0971-3026;year=2010;volume=20;issue=3;spage=198;epage=201;aulast=Lacout

SECUENCIA DINÁMICA CORONAL T1- TSE: Es una secuencia rápida que se obtiene tras la inyección del medio de contraste q permite comprobar como aumenta la intensidad de la señal de la glándula en el tiempo

SECUENCIA DINÁMICA CORONAL T1- TSE	
FOV	230 mm
THICKNEES	2 mm
TE	12 ms
TR	550 ms
TIME SCAN	2,16 ms

Elaborado por: Autora

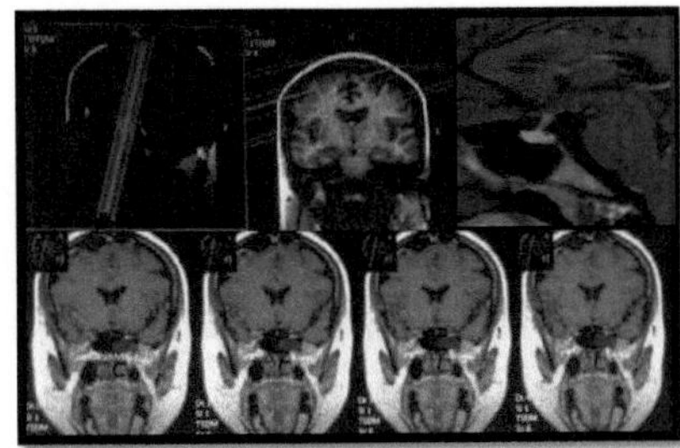

Fuente: http://www.protocolosrm.com/index.php/sistemanervioso/craneohipofisis.html

CONTRASTADAS:

CORONAL T1

SAGITAL T1

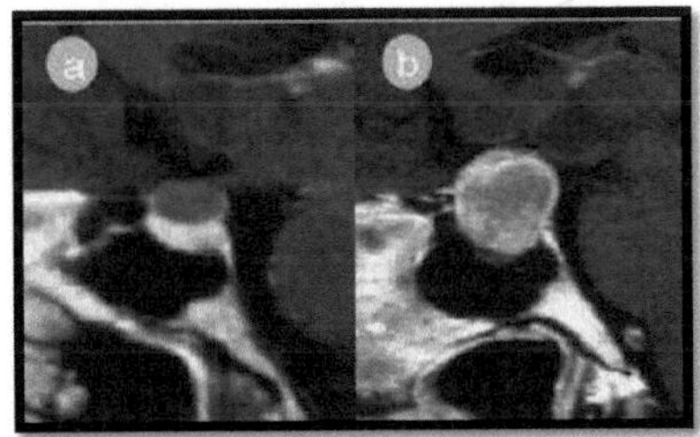

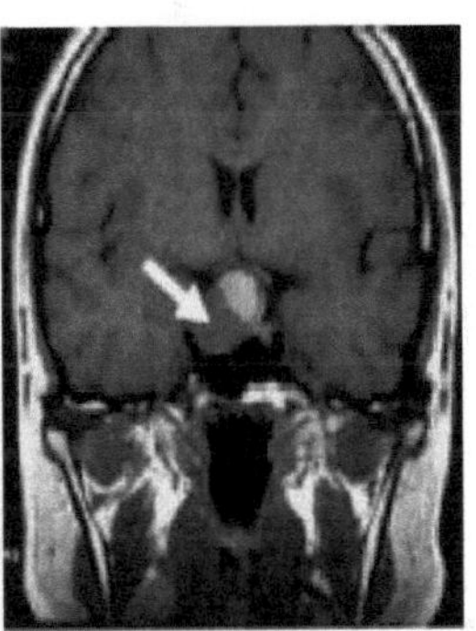

Fuente: http://www.scielo.org.bo/scielo.php?pid=S1726-89582012000200005&script=sci_arttext

6. PROTOCOLO
RESONANCIA MAGNÉTICA DE ÓRBITAS

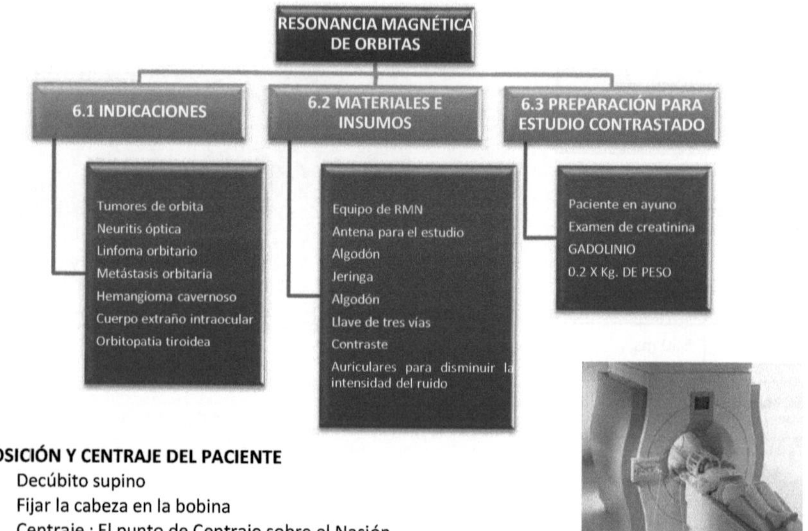

6.4 POSICIÓN Y CENTRAJE DEL PACIENTE
- Decúbito supino
- Fijar la cabeza en la bobina
- Centraje : El punto de Centraje sobre el Nasión

Fuente:
http://www.radiologyinfo.org/en/photocat/gallery3.cfm?image=philips6.jpg&pg=headm
r

6.5 SECUENCIAS A REALIZAR

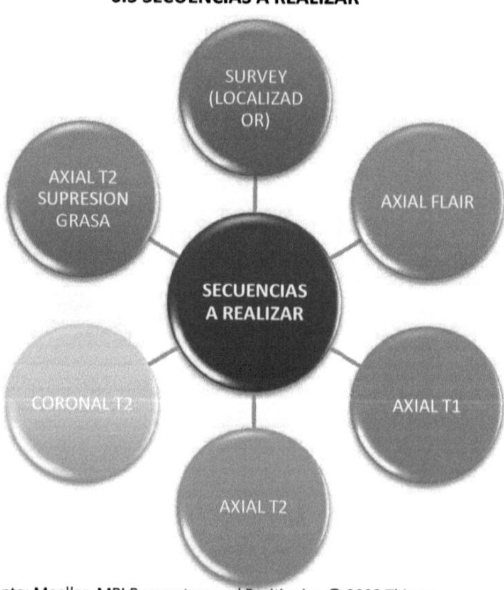

Fuente: Moeller, MRI Parameters and Positioning © 2003 Thieme

6.5 SECUENCIAS A REALIZAR

1) SURVEY (LOCALIZADOR)
2) AXIAL FLAIR
3) AXIAL T1
4) AXIAL T2
5) CORONAL T2
6) AXIAL T2 SUPRESION GRASA

Fuente: Moeller, MRI Parameters and Positioning © 2003 Thieme

LOCALIZADORES (SURVEY)
Secuencia T1 Rápida

LOCALIZADORES (SURVEY) Secuencia T1 Rápida	
TR	15ms
TE	5 ms
MATRIZ	256

Elaborado por: Autora

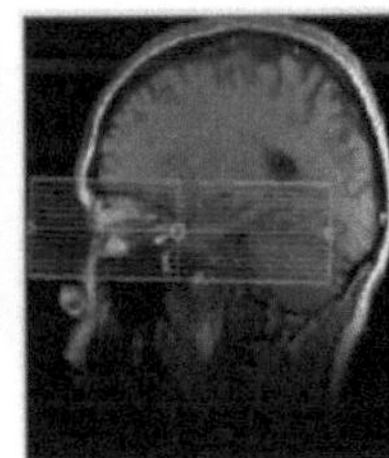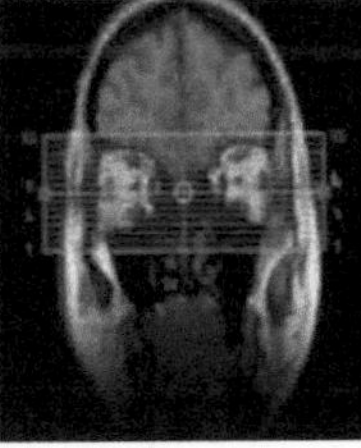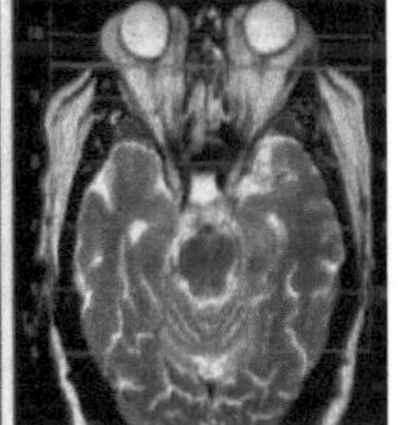

Fuente: Elaborado por Autora

SECUENCIA AXIAL FLAIR: Sirve para detectar pequeños acúmulos de líquidos.

SECUENCIA AXIAL FLAIR	
FOV	230 mm
THICKNEES	6,0 mm
TE	106 ms
TR	9000 ms
TI	2500 ms

Elaborado por: Autora

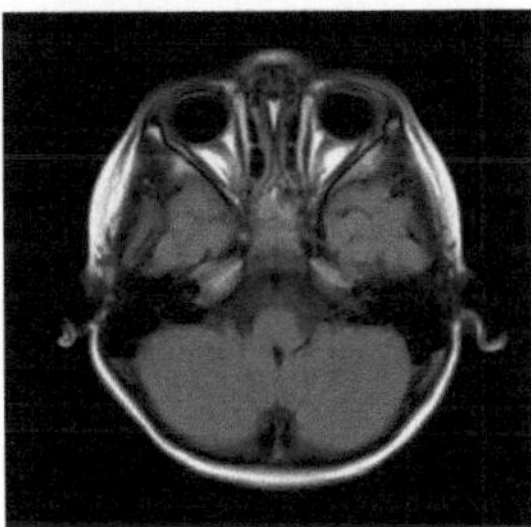

Fuente: http://www.ijri.org/article.asp?issn=0971-3026;year=2010;volume=20;issue=3;spage=198;epage=201;aulast=Lacout

AXIAL: Para obtener una imagen axial, vamos a programar los localizadores en una imagen sagital.

Siguiendo la línea media del nervio óptico

SECUENCIA AXIAL T1	
FOV	200mm
THICKNEES	3 mm
TE	12-25 ms
TR	450-600ms
FLIP ANGLE	30°

Elaborado por: Autora

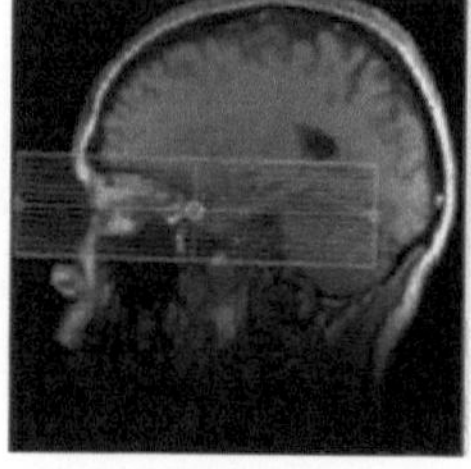
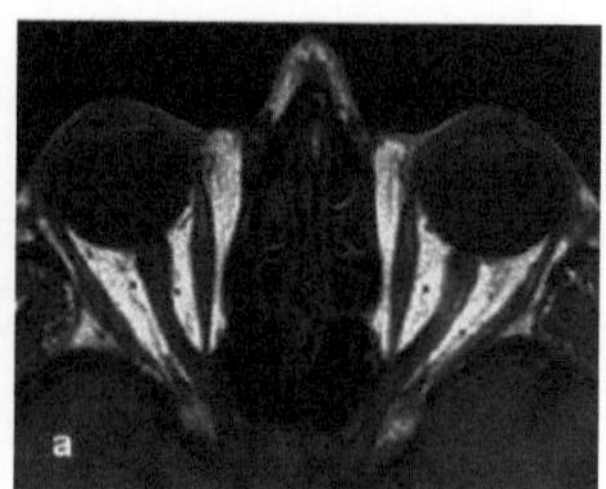

Fuente: Elaborado por Autora

SECUENCIA AXIAL T2	
FOV	200mm
THICKNEES	3 mm
TE	100-120 ms
TR	3500-4500ms
FLIP ANGLE	30°

Elaborado por: Autora

Fuente: http://www.ijri.org/article.asp?issn=0971-3026;year=2010;volume=20;issue=3;spage=198;epage=201;aulast=Lacout

SECUENCIA AXIAL T1 CON SUPRESION GRASA	
FOV	200mm
THICKNEES	3 mm
TE	12-25 ms
TR	450-600 ms
FLIP ANGLE	30°

Elaborado por: Autora

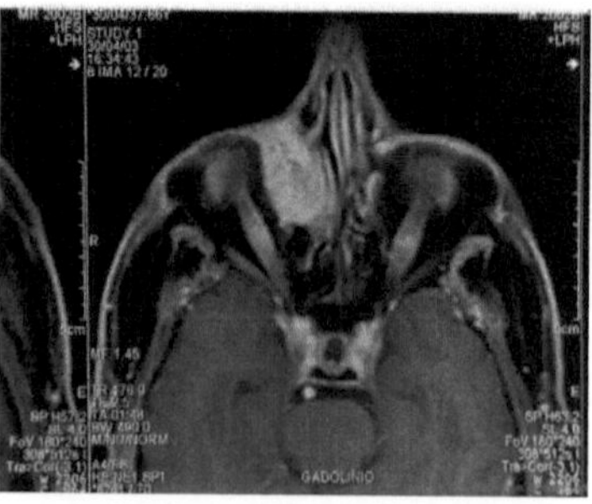

Fuente: http://www.ijri.org/article.asp?issn=0971-3026;year=2010;volume=20;issue=3;spage=198;epage=201;aulast=Lacout

CORONAL: Para obtener una imagen coronal, vamos a programar los localizadores en una imagen axial. Siguiendo la línea media del nervio óptico (paralelos al nervio).

SECUENCIA CORONAL T2	
FOV	200mm
THICKNEES	3 mm
TE	100-120 ms
TR	3500-4500ms
FLIP ANGLE	30°

Elaborado por: Autora

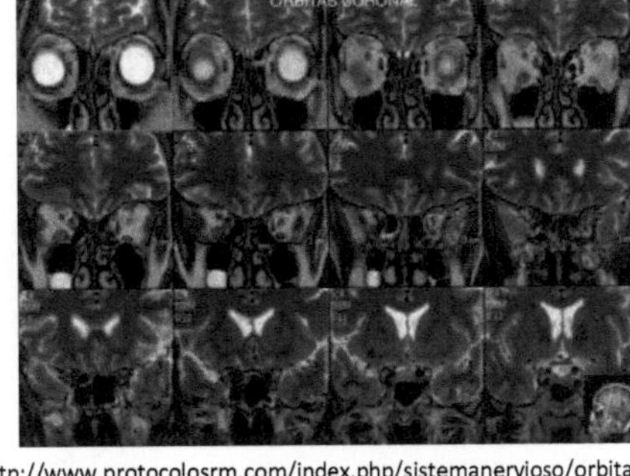

Fuente: http://www.protocolosrm.com/index.php/sistemanervioso/orbitas.html

7. PROTOCOLO
<u>RESONANCIA MAGNÉTICA DE OÍDOS</u>

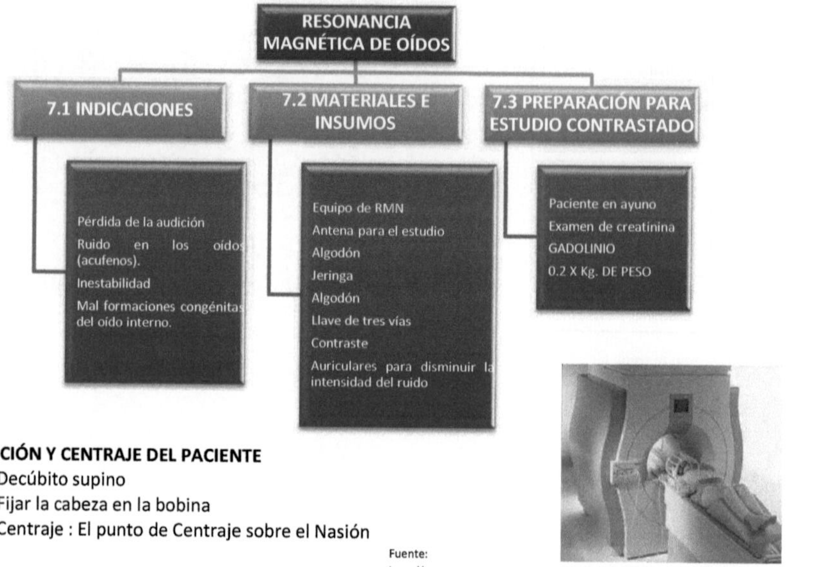

7.4 POSICIÓN Y CENTRAJE DEL PACIENTE

- Decúbito supino
- Fijar la cabeza en la bobina
- Centraje : El punto de Centraje sobre el Nasión

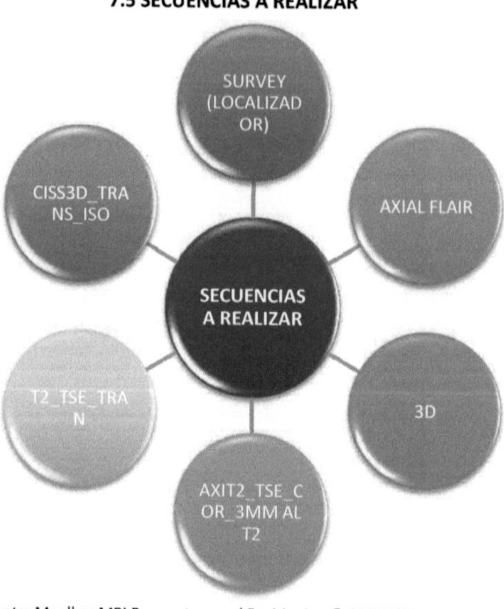

Fuente:
http://www.radiologyinfo.org/en/photocat/gallery3.cfm?image=philips6.jpg&pg=headm
r

7.5 SECUENCIAS A REALIZAR

Fuente: Moeller, MRI Parameters and Positioning © 2003 Thieme

7.5 SECUENCIAS A REALIZAR

1) SURVEY (LOCALIZADOR)
2) AXIAL FLAIR
3) SECUENCIA 3D
4) SECUENCIA T2_TSE_COR_3MM
5) SECUENCIA T2_TSE_TRAN
6) CISS3D_TRANS_ISO

Fuente: Moeller, MRI Parameters and Positioning © 2003 Thieme

LOCALIZADORES (SURVEY)
Secuencia T1 Rápida

LOCALIZADORES (SURVEY) Secuencia T1 Rápida	
TR	15ms
TE	5 ms
MATRIZ	256

Elaborado por: Autora

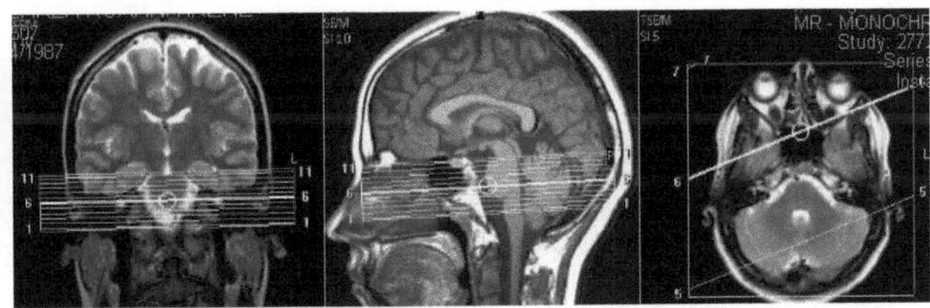

Fuente: Elaborado por Autora

- Programar los cortes sobre el localizador sagital, paralelos a la línea que pasa por el extremo anterior y posterior del cuerpo calloso.

- <u>CORONAL</u> cortes perpendicular a los oídos (CAI)
- <u>TRANSVERSAL</u> a los oídos (CAI)

SECUENCIA FLAIR AXIAL: Sirve para detectar pequeños acúmulos de líquidos.

SECUENCIA FLAIR AXIAL	
FOV	270mm
THICKNEES	3 mm
TE	120-140 ms
TR	9000ms
FLIP ANGLE	30°
TI	2200ms

Elaborado por: Autora

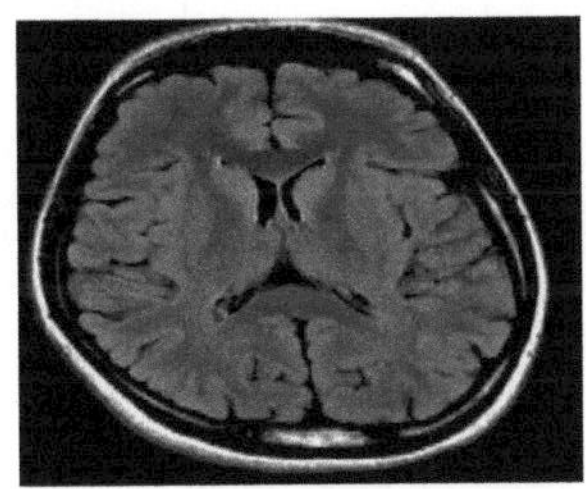

Fuente
:http://www3.gehealthcare.com.br/sitecore/content/gehc/home/products/categ
ories/magnetic_resonance_imaging/brivo_mr355?sc_lang=en

SECUENCIA 3D	
FOV	200mm
THICKNEES	0,1mm
TE	100-120 ms
TR	3500-4500ms
FLIP ANGLE	30°

Elaborado por: Autora

SECUENCIA T2_tse_cor_3mm	
FOV	200mm
THICKNEES	3,0 mm
TE	85 ms
TR	4000ms
FLIP ANGLE	65°

Elaborado por: Autora

SECUENCIA T2_tse_tran	
FOV	230mm
THICKNEES	3,0 mm
TE	91 ms
TR	4000ms

Elaborado por: Autora

SECUENCIA Ciss3d_trans_iso	
FOV	200mm
THICKNEES	0,1mm
TE	2- 3 ms
TR	6-7ms

Elaborado por: Autora

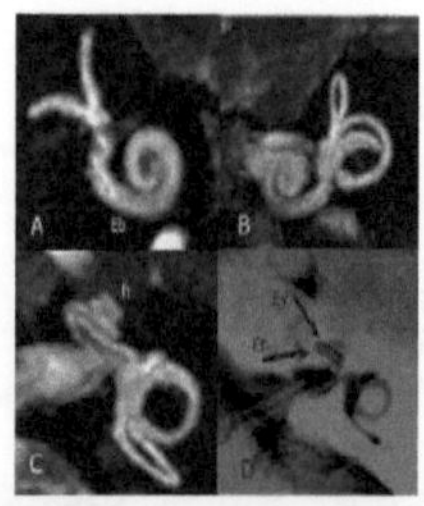

Fuente: http://www.protocolosrm.com/index.php/sistemanervioso/orbitas.html

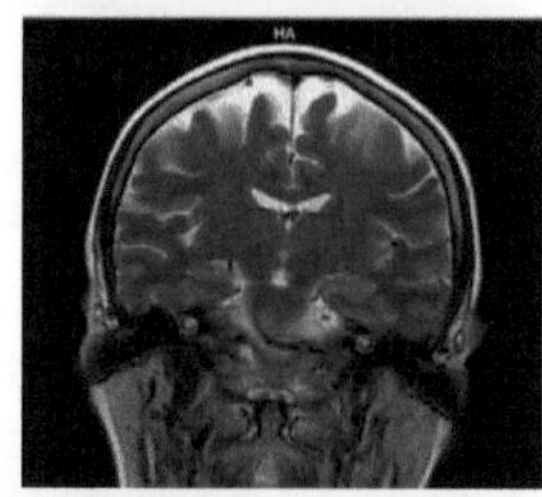

Fuente: http://www.protocolosrm.com/index.php/sistemanervioso/orbitas.html

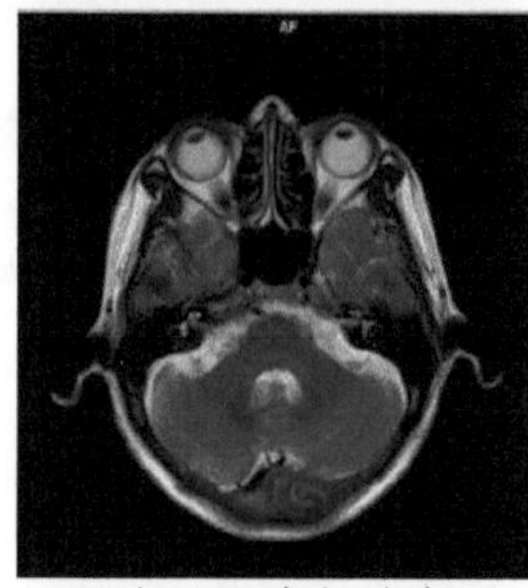

Fuente: http://www.protocolosrm.com/index.php/sistemanervioso/orbitas.html

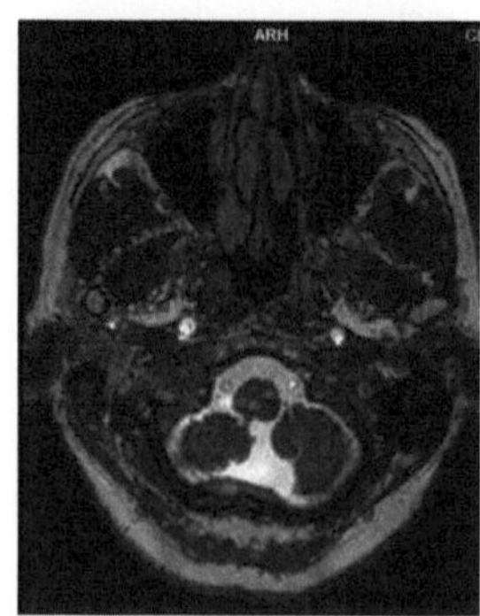

Fuente: http://www.protocolosrm.com/index.php/sistemanervioso/orbitas.html

<u>**DIFUSION - ADQUISICION HALF FOURIER TURBO SPIN ECHO CON UN SOLO DISPARO)**</u>

Secuencia ponderada en T2 en la que toda la información de la imagen se obtiene solo con un pulso de excitación se caracteriza por el corto tiempo de adquisición de la imagen y por ser insensible a los movimientos y respiración del paciente permiten obtener imágenes sin artefactos de susceptibilidad magnética en la interface entre el hueso y lóbulo temporal.

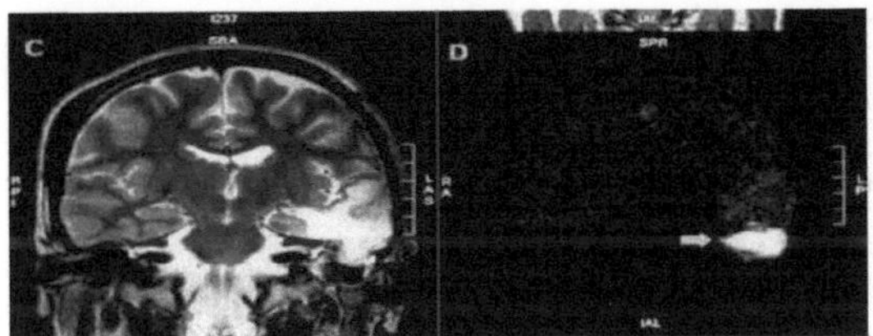

Fuente: Elaborado por Autora

<u>**SECUENCIAS CONTRASTADAS**</u>

TSE 3D POTENCIADO EN T1

SECUENCIA HASTE

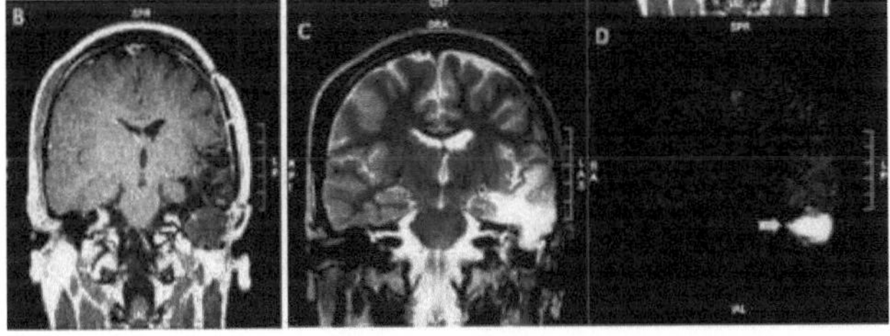

Fuente: Elaborado por Autora

8. PROTOCOLO
RESONANCIA MAGNÉTICA DE COLUMNA CERVICAL

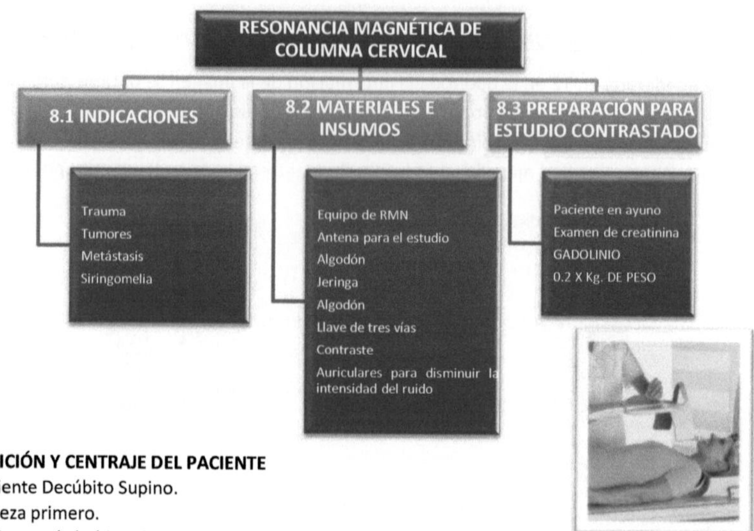

8.4 POSICIÓN Y CENTRAJE DEL PACIENTE

- Paciente Decúbito Supino.
- Cabeza primero.
- Utilizamos la bobina CP-NECK ARRAY.
- Centraje en el Mentón o la Horquilla Esternal.

Fuente:
https://www.healthcare.siemens.com/m

8.5 SECUENCIAS A REALIZAR

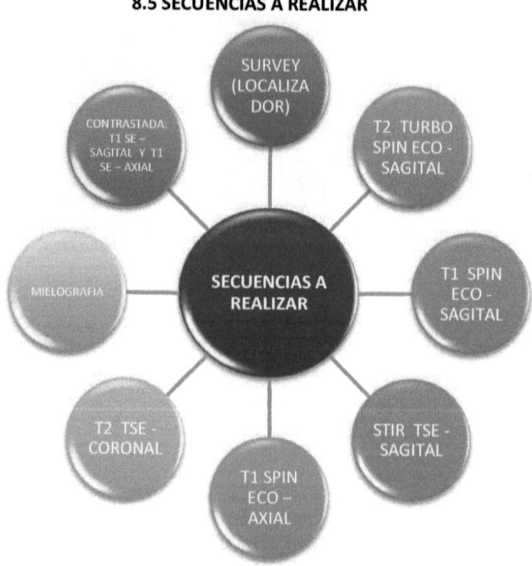

Fuente: Moeller, MRI Parameters and Positioning © 2003 Thieme

8.5 SECUENCIAS A REALIZAR

1) SURVEY
2) SECUENCIA T2 TURBO SPIN ECO - SAGITAL
3) SECUENCIA T1 SPIN ECO - SAGITAL
4) SECUENCIA STIR TSE - SAGITAL
5) SECUENCIA T1 SPIN ECO – AXIAL
6) SECUENCIA T2 TSE - CORONAL
7) SECUENCIA MIELOGRAFIA
8) SECUENCIAS CONTRASTADA: T1 SE – SAGITAL Y T1 SE – AXIAL

Fuente: Moeller, MRI Parameters and Positioning © 2003 Thieme

LOCALIZADORES (SURVEY)
Secuencia T1 Rápida

LOCALIZADORES (SURVEY) Secuencia T1 Rápida	
TR	200ms
TE	7 ms
Thickness	10mm

Elaborado por: Autora

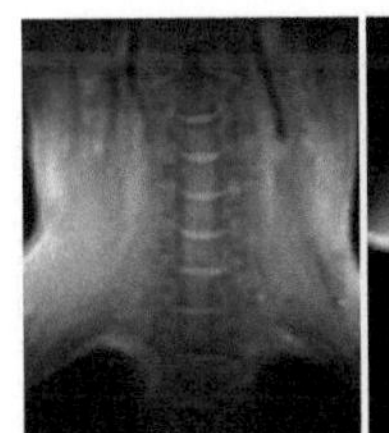
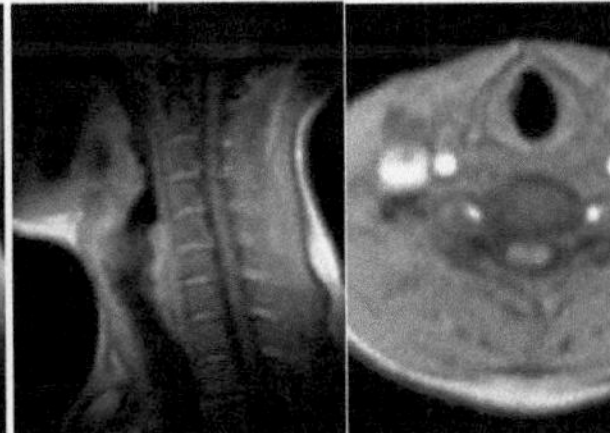

Fuente: Elaborado por Autora

SECUENCIA T2 TURBO SPIN ECO - SAGITAL	
FOV	280 mm
THICKNEES	4 mm
TE	104 ms
TR	4000 – 4500 ms
FLIP ANGLE	90°

Elaborado por: Autora

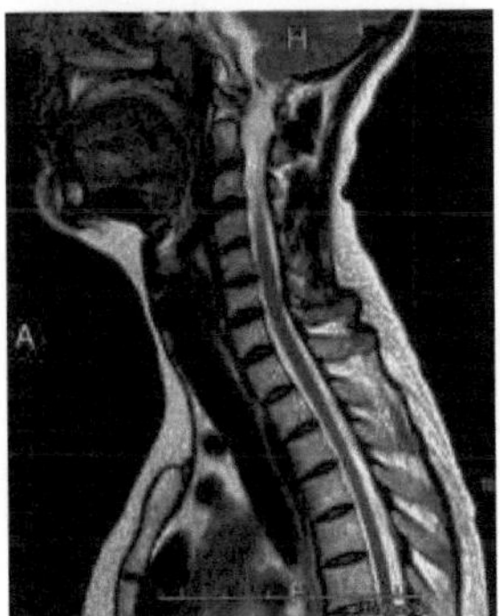

Fuente: http://www.teknon.es/servicio-de-diagnosticos/diagnostico-por-la-imagen/resonancia-magnetica

SECUENCIA T1 SPIN ECO - SAGITAL	
FOV	280 mm
THICKNEES	4 mm
TE	11,7 - 12 ms
TR	452 ms
FLIP ANGLE	90°

Elaborado por: Autora

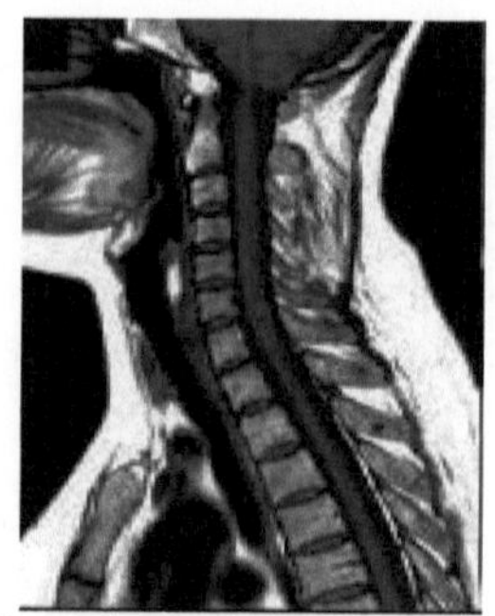

Fuente: http://www.teknon.es/servicio-de-diagnosticos/diagnostico-por-la-imagen/resonancia-magnetica

SECUENCIA STIR TSE - SAGITAL	
FOV	280mm
THICKNEES	5 mm
TE	40-50 ms
TR	3530 ms
TI	160 ms
FLIP ANGLE	180°

Elaborado por: Autora

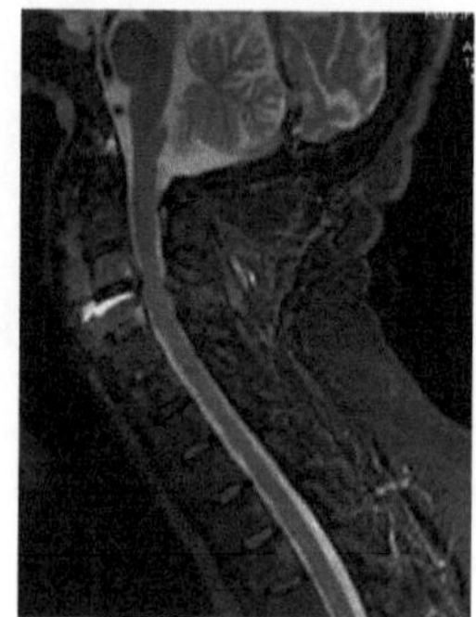

Fuente: Elaborado por Autora

SECUENCIA T1 SPIN ECO – AXIAL	
FOV	220mm
THICKNEES	3 mm
TE	12 -25 ms
TR	500 - 700 ms
FLIP ANGLE	90°

Elaborado por: Autora

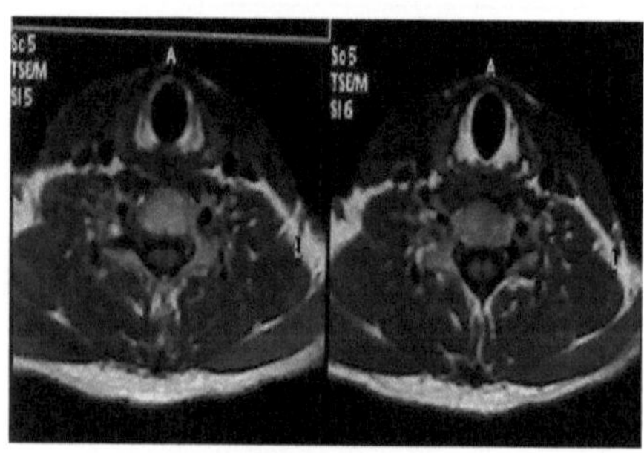

Fuente: Elaborado por Autora

SECUENCIA T2 TSE - CORONAL	
TE	140 ms
TR	3000 ms
THICKNEES	6 mm

Elaborado por: Autora

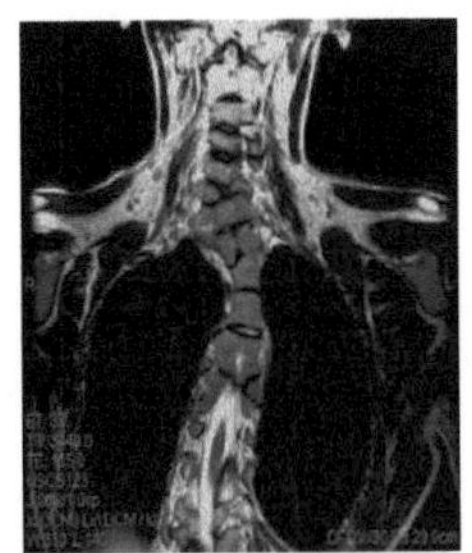

Fuente: Elaborado por Autora

SECUENCIA MIELOGRAFIA	
FOV	210mm
THICKNEES	40 mm
TE	1000 ms
TR	6600 - 6800 ms
FLIP ANGLE	90°

Elaborado por: Autora

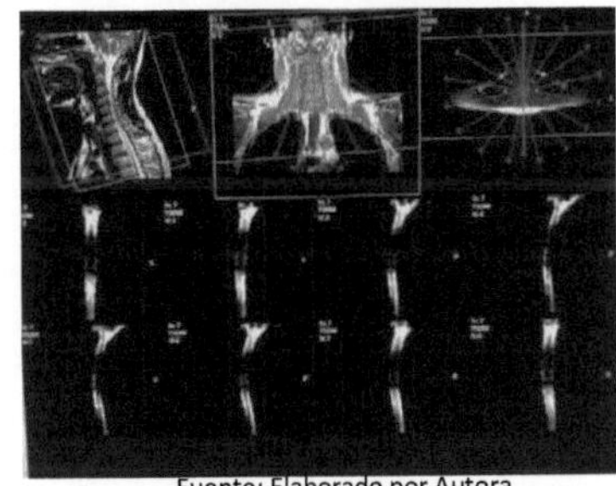

Fuente: Elaborado por Autora

CONTRASTADAS: SECUENCIAS: T1 SE – SAGITAL Y T1 SE – AXIAL

T1 SE – SAGITAL

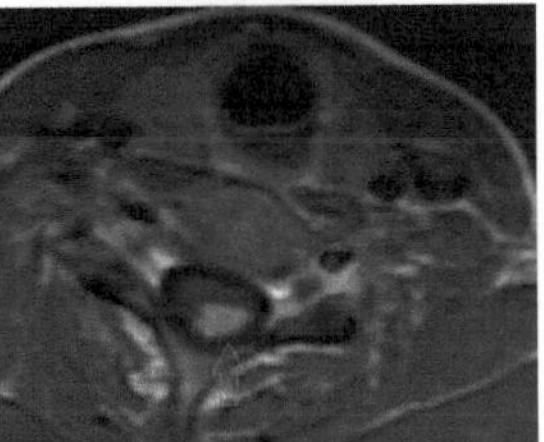

TE: 12 ms
TR: 400 ms
Tickness (Grosor de Corte): 4 mm
FOV: 27 cm
N° Slice: 12

T1 SE –AXIAL

TE: 12-25 ms
TR: 400 ms
Tickness
 (Grosor de Corte): 4 mm
FOV: 18 cm
N° Slice: 25

Fuente: http://www.elbaulradiologico.com/2012/03/mas-artefactos-en-trm-craneoencefalica.html

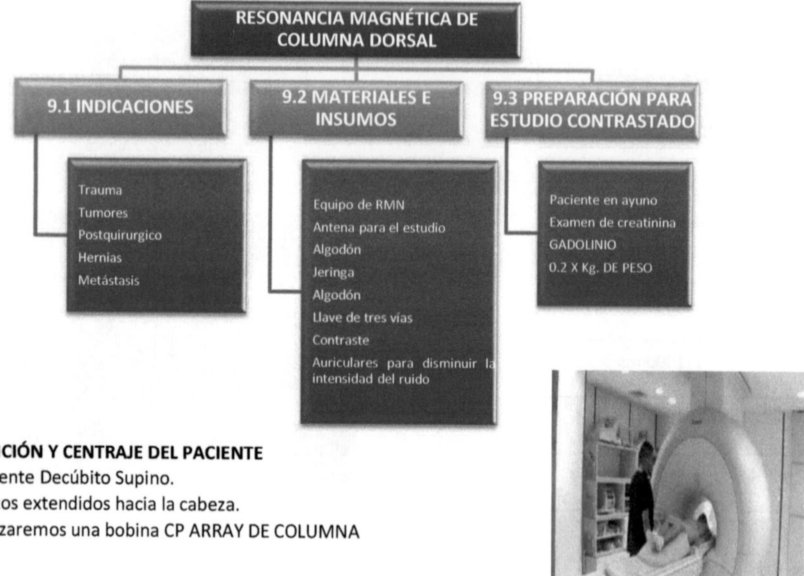

9.4 POSICIÓN Y CENTRAJE DEL PACIENTE

- Paciente Decúbito Supino.
- Brazos extendidos hacia la cabeza.
- Utilizaremos una bobina CP ARRAY DE COLUMNA

Fuente: http://i.ytimg.com/vi/V1U2FgjZ8Us/hqdefault.jpg

9.5 SECUENCIAS A REALIZAR

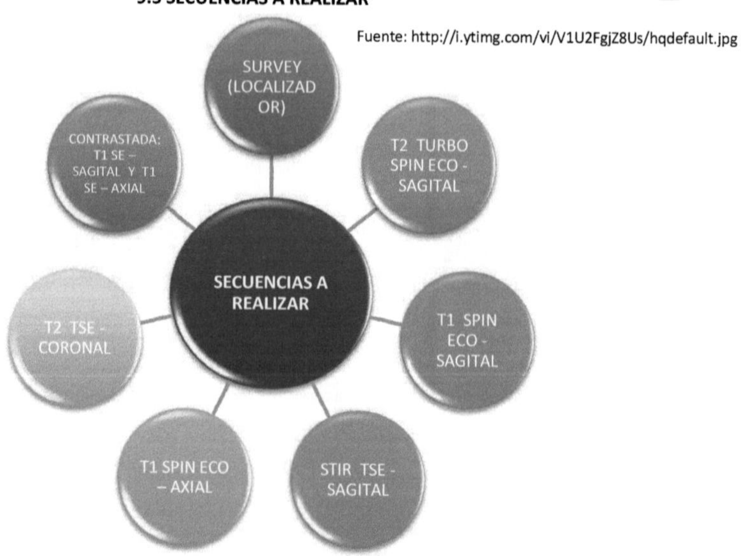

Fuente: Moeller, MRI Parameters and Positioning © 2003 Thieme

9.5 SECUENCIAS A REALIZAR

1) SURVEY
2) SECUENCIA T2 TURBO SPIN ECO - SAGITAL
3) SECUENCIA T1 SPIN ECO - SAGITAL
4) SECUENCIA STIR TSE - SAGITAL
5) SECUENCIA T1 SPIN ECO – AXIAL
6) SECUENCIA T2 TSE - CORONAL
7) SECUENCIAS CONTRASTADA: T1 SE – SAGITAL Y T1 SE – AXIAL

Fuente: Moeller, MRI Parameters and Positioning © 2003 Thieme

LOCALIZADORES (SURVEY)
Secuencia T1 Rápida

LOCALIZADORES (SURVEY) Secuencia T1 Rápida	
TR	200ms
TE	7 ms
Thickness	10mm

Elaborado por: Autora

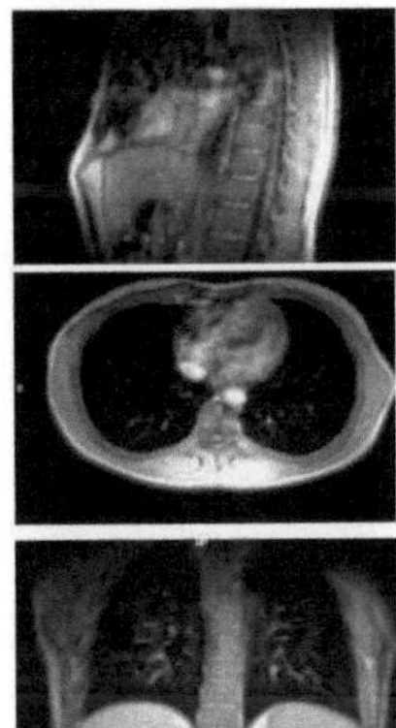

Fuente: Elaborado por Autora

SECUENCIA T2 TURBO SPIN ECO - SAGITAL	
FOV	280mm
THICKNEES	4 mm
TE	100 ms
TR	3000 ms
FLIP ANGLE	90°

Elaborado por: Autora

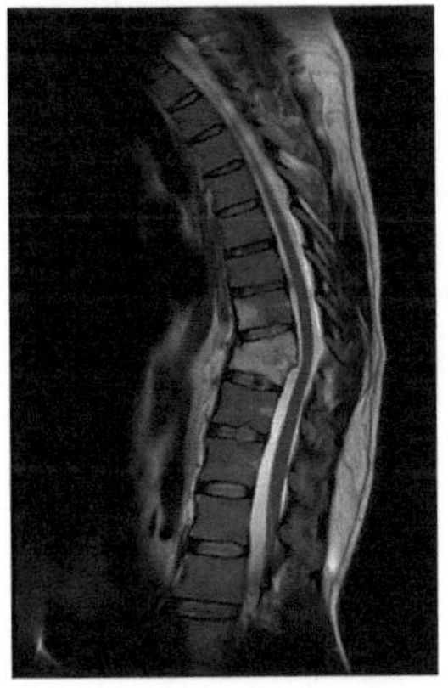

Fuente: http://www.rmagnetica.com/logrono-tudela/index.php/servicios/logrono

<table>
<tr><td colspan="2" align="center">SECUENCIA T1 SPIN ECO - SAGITAL</td></tr>
<tr><td>FOV</td><td>280mm</td></tr>
<tr><td>THICKNEES</td><td>4 mm</td></tr>
<tr><td>TE</td><td>9-10 ms</td></tr>
<tr><td>TR</td><td>580 ms</td></tr>
<tr><td>FLIP ANGLE</td><td>90°</td></tr>
</table>

Elaborado por: Autora

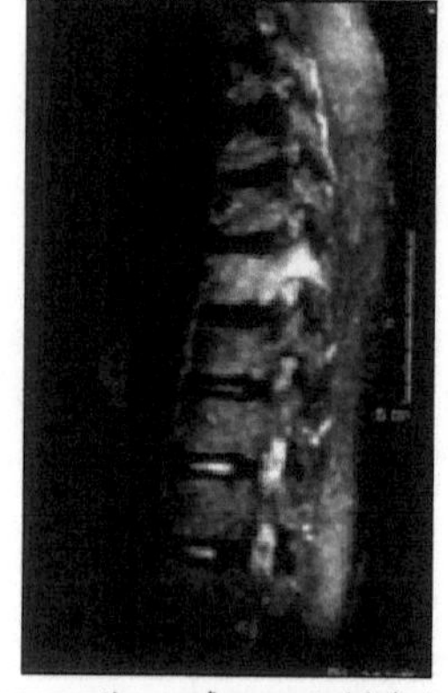

Fuente: http://www.rmagnetica.com/logrono-tudela/index.php/servicios/logrono

<table>
<tr><td colspan="2" align="center">SECUENCIA STIR TSE - SAGITAL</td></tr>
<tr><td>FOV</td><td>280mm</td></tr>
<tr><td>THICKNEES</td><td>4 mm</td></tr>
<tr><td>TE</td><td>30 - 60 ms</td></tr>
<tr><td>TR</td><td>6500 ms</td></tr>
<tr><td>IR</td><td>140 ms</td></tr>
<tr><td>FLIP ANGLE</td><td>180°</td></tr>
</table>

Elaborado por: Autora

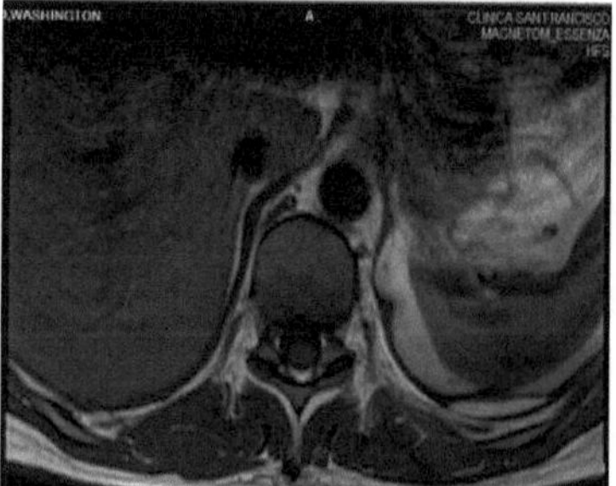

Fuente: http://www.rmagnetica.com/logrono-tudela/index.php/servicios/logrono

<table>
<tr><td colspan="2" align="center">SECUENCIA T1 SPIN ECO – AXIAL</td></tr>
<tr><td>FOV</td><td>220mm</td></tr>
<tr><td>THICKNEES</td><td>3 mm</td></tr>
<tr><td>TE</td><td>9-10ms</td></tr>
<tr><td>TR</td><td>620 ms</td></tr>
<tr><td>FLIP ANGLE</td><td>90°</td></tr>
</table>

Elaborado por: Autora

Fuente: http://www.rmagnetica.com/logrono-tudela/index.php/servicios/logrono

SECUENCIA T2 TSE - CORONAL	
TE	140 ms
TR	3000 ms
THICKNEES	6 mm

Elaborado por: Autora

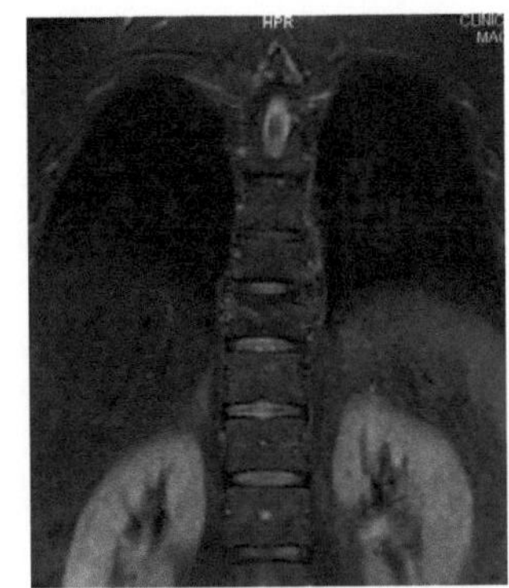

Fuente: Elaborado por Autora

CONTRASTADAS: SECUENCIAS: T1 SE – SAGITAL Y T1 SE – AXIAL

10. PROTOCOLO

<u>RESONANCIA MAGNÉTICA DE COLUMNA LUMBAR</u>

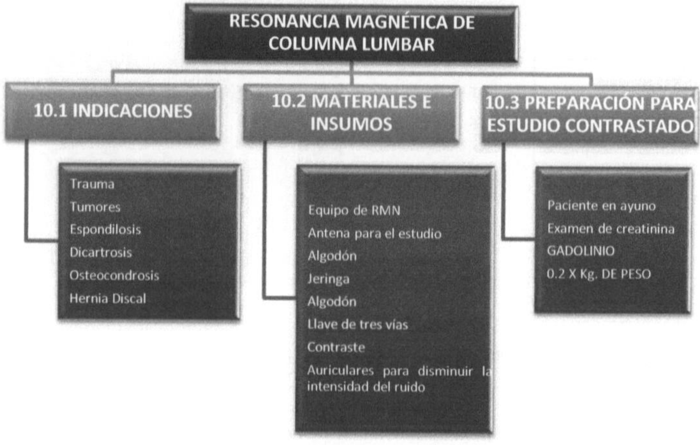

10.4 POSICIÓN Y CENTRAJE DEL PACIENTE

- Decúbito supino, cabeza - pies
- Brazos colocados lateralmente a lo largo del cuerpo y colocamos un almohadón bajo las piernas fijas
- Utilizamos bobina para columna vertebral CP ARRAY.
- Línea de referencia para el centrado a nivel del ombligo

10.5 SECUENCIAS A REALIZAR

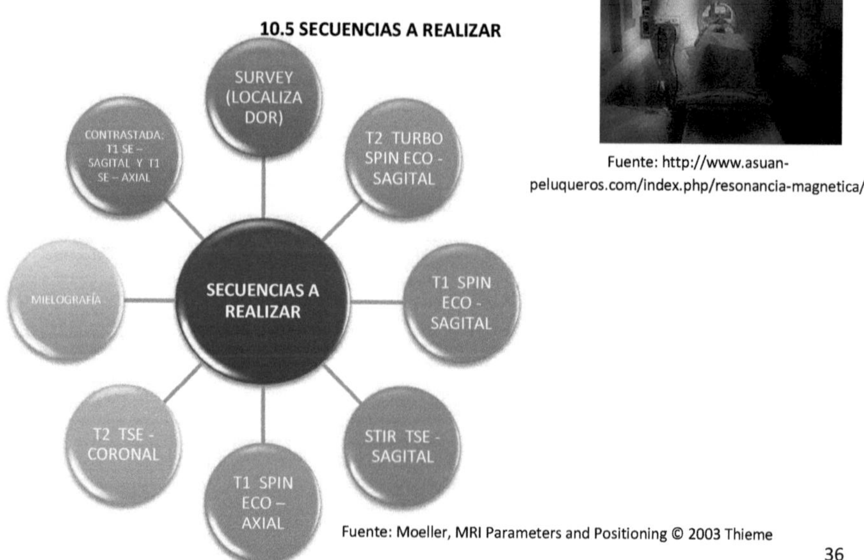

Fuente: http://www.asuan-peluqueros.com/index.php/resonancia-magnetica/

Fuente: Moeller, MRI Parameters and Positioning © 2003 Thieme

10.5 SECUENCIAS A REALIZAR

1) SURVEY
2) SECUENCIA T2 TURBO SPIN ECO - SAGITAL
3) SECUENCIA T1 SPIN ECO - SAGITAL
4) SECUENCIA STIR TSE - SAGITAL
5) SECUENCIA T2 TURBO SPIN ECO – AXIAL
6) SECUENCIA T1 SPIN ECO – AXIAL
7) SECUENCIA T2 TSE - CORONAL
8) SECUENCIA MIELOGRAFIA
9) SECUENCIAS CONTRASTADA: T1 SE – SAGITAL Y T1 SE – AXIAL

Fuente: Moeller, MRI Parameters and Positioning © 2003 Thieme

LOCALIZADORES (SURVEY)
Secuencia T1 Rápida

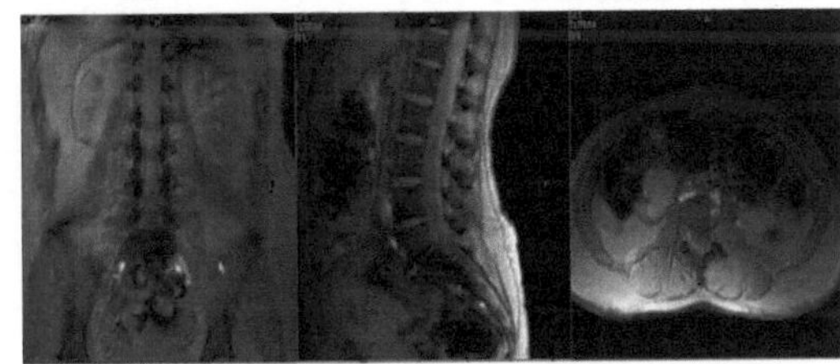

Fuente: Elaborado por Autora

LOCALIZADORES (SURVEY) Secuencia T1 Rápida	
TR	200ms
TE	7 ms
Thickness	10mm

Elaborado por: Autora

SECUENCIA T2 TURBO SPIN ECO - SAGITAL	
FOV	270mm
THICKNEES	3 – 4 mm
TE	100 – 120 ms
TR	3000 – 3500 ms
FLIP ANGLE	90°

Elaborado por: Autora

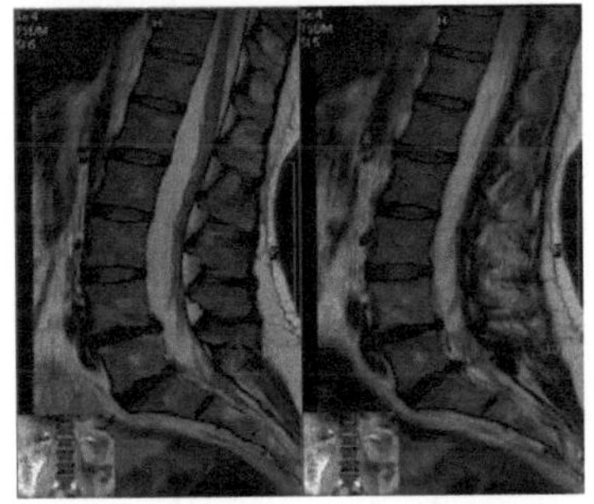

Fuente: http://www.hpc.org.ar/v2/v_art_rev.asp?id=795&offset=8

SECUENCIA T1 SPIN ECO - SAGITAL	
FOV	270mm
THICKNEES	3 – 4 mm
TE	12 -25 ms
TR	450 - 800 ms
FLIP ANGLE	90°

Elaborado por: Autora

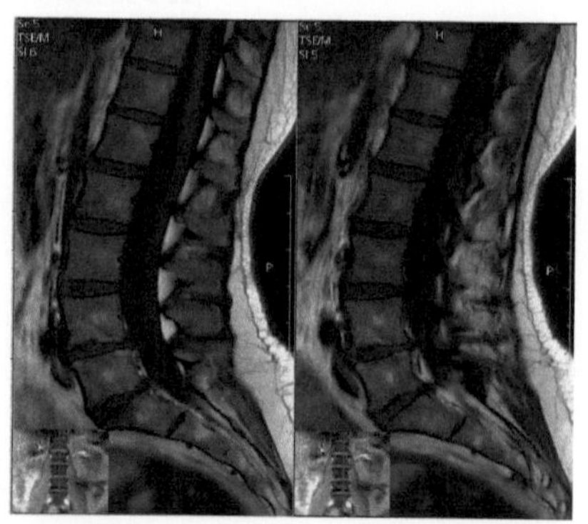

Fuente: http://www.hpc.org.ar/v2/v_art_rev.asp?id=795&offset=8

SECUENCIA STIR TSE - SAGITAL	
FOV	270mm
THICKNEES	3 – 4 mm
TE	30 - 60 ms
TR	6500 ms
IR	140 ms
FLIP ANGLE	180°

Elaborado por: Autora

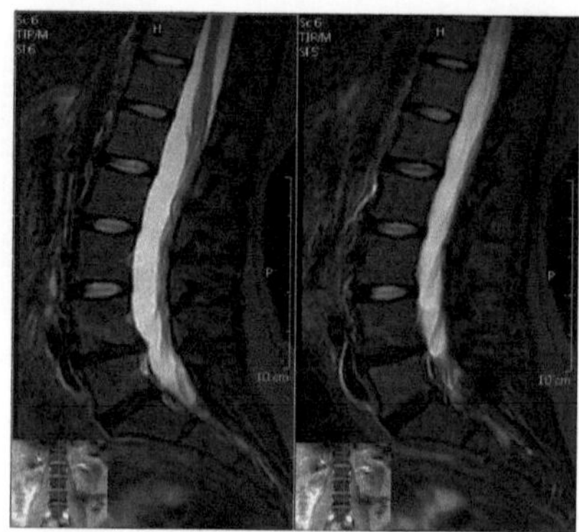

Fuente: http://www.hpc.org.ar/v2/v_art_rev.asp?id=795&offset=8

SECUENCIA T2 TURBO SPIN ECO – AXIAL	
FOV	220mm
THICKNEES	3 mm
TE	115 ms
TR	2000 - 5000 ms
FLIP ANGLE	90°

Elaborado por: Autora

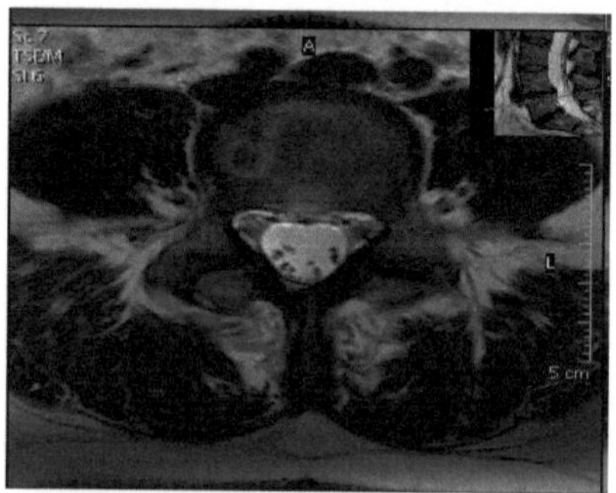

Fuente: http://www.hpc.org.ar/v2/v_art_rev.asp?id=795&offset=8

SECUENCIA T1 SPIN ECO – AXIAL	
FOV	220mm
THICKNEES	3 mm
TE	12 -25 ms
TR	500 - 700 ms
FLIP ANGLE	90°

Elaborado por: Autora

SECUENCIA T2 TSE - CORONAL	
TE	140 ms
TR	3000 ms
THICKNEES	6 mm

Elaborado por: Autora

SECUENCIA MIELOGRAFIA	
FOV	210mm
THICKNEES	40 mm
TE	1000 ms
TR	6600 - 6800 ms
FLIP ANGLE	90°

Elaborado por: Autora

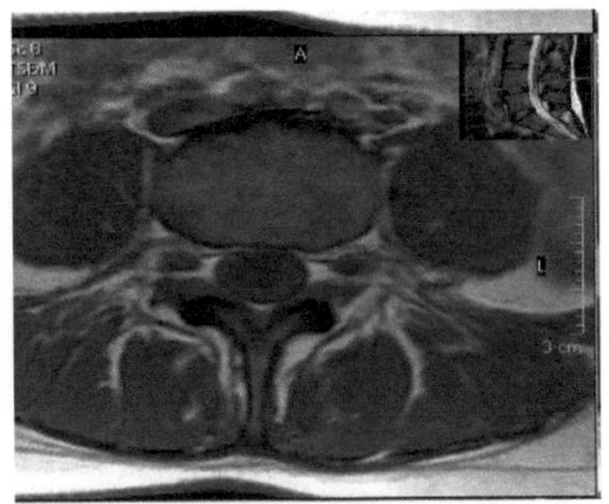

Fuente: Elaborado por Autora

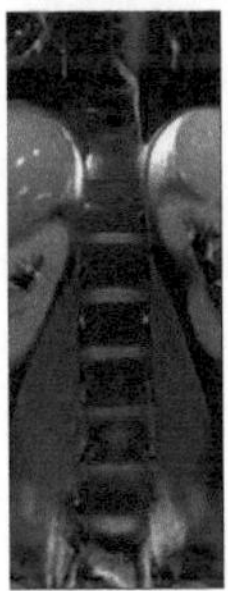

Fuente: Elaborado por Autora

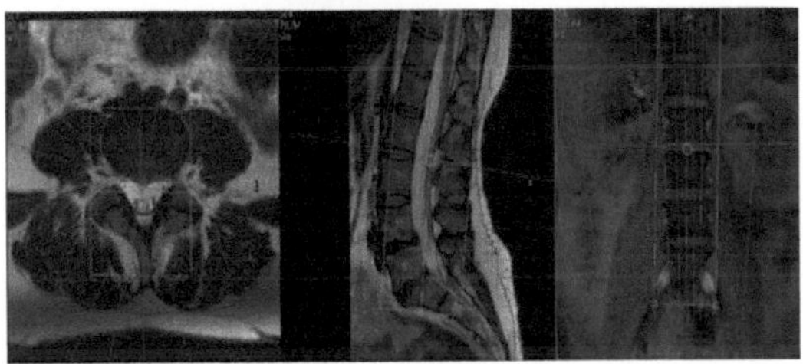

Fuente: Elaborado por Autora

CONTRASTADA: SECUENCIAS: T1 SE – SAGITAL Y T1 SE – AXIAL

T1 SE – SAGITAL

T1 SE – AXIAL

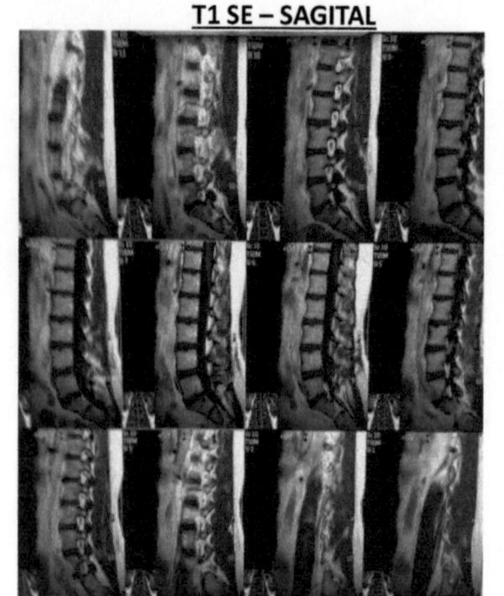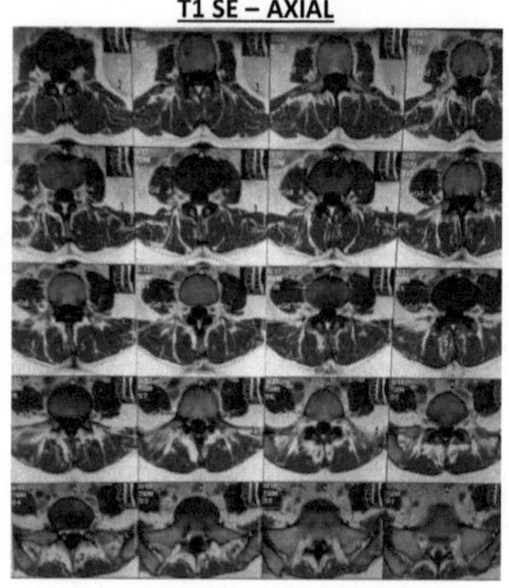

Fuente: http://www.scielo.cl/scielo.php?script=sci_arttext&pid=S0717-93082003000400008

11. CONCLUSIONES

El protocolo se diseña como la mejor opción para obtener un resultado favorable.

De esta forma se garantiza que todo el profesional actuará siguiendo el mejor procedimiento para atender al paciente y lograr un estudio adecuado.

Una vez determinados los procedimientos y secuencias para cada examen, estamos capacitados para desarrollar cada uno de los mismos con minuciosidad y conforme lo que se desea analizar.

12. BIBLIOGRAFÍA

1) Moeller, MRI Parameters and Positioning © 2003 Thieme
2) Pedrosa C. Diagnóstico por Imagen. Neurología. 4ta Ed. Madrid: Marban Editorial. 2009
3) Castro R.M, Contreras M.F. Resonancia Magnética en Adenomas de Hipófisis. Revista Médica Scielo [Revista on-line] 2012 [Consultado 25 abril 2016]; 1(12). Disponible en: http://www.scielo.org.bo/scielo.php?pid=S1726- 89582012000200005&script=sci_arttext
4) Costa J, Soria J.A. Resonancia Magnética dirigido a técnicos superiores en imagen para el diagnóstico. 2da ed. Barcelona: Elsevier; 2011
5) Lafuente J, Oleaga L. Aprendiendo los fundamentos de la Resonancia Magnética. 3ra ed. México D.F: Panamericana; 2007
6) Torsten M. Resonancia Magnética parámetros y posiciones. 2da ed. México D.F: Panamericana; 2012.
7) http://www.resonancia-magnetica.com/wp-content/uploads/2011/06/Resonancia_magnetica6.jpg
8) http://www.seram2010.com/modules.php?name=posters&file=diapositivas&idpaper=899&forpubli=&idsection=2
9) http://www.radiologyinfo.org/en/photocat/gallery3.cfm?image=philips6.jpg&pg=headmr
10) http://www.protocolosrm.com/index.php/sistemanervioso/craneosincontraste.html
11) http://www.iomonitoring.org/mrclinicalapplications.htm
12) http://www.scielo.cl/scielo.php?script=sci_arttext&pid=S0717-93082010000400004
13) http://www.ijri.org/article.asp?issn=0971-3026;year=2010;volume=20;issue=3;spage=198;epage=201;aulast=Lacout
14) http://www3.gehealthcare.com.br/sitecore/content/gehc/home/products/categories/magnetic_resonance_imaging/brivo_mr355?sc_lang=en
15) http://www.teknon.es/servicio-de-diagnosticos/diagnostico-por-la-imagen/resonancia-magnetica
16) http://www.elbaulradiologico.com/2012/03/mas-artefactos-en-trm-craneoencefalica.html
17) http://i.ytimg.com/vi/V1U2FgjZ8Us/hqdefault.jpg
18) Fuente: http://www.rmagnetica.com/logrono-tudela/index.php/servicios/logrono
19) http://www.asuan-peluqueros.com/index.php/resonancia-magnetica/
20) http://www.hpc.org.ar/v2/v_art_rev.asp?id=795&offset=8
21) http://www.saludymedicinas.com.mx/assets/img/centros_salud/centro_cardiovascular/resonancia-magnetica.jpg
22) http://www.scielo.cl/scielo.php?script=sci_arttext&pid=S0717-93082003000400008

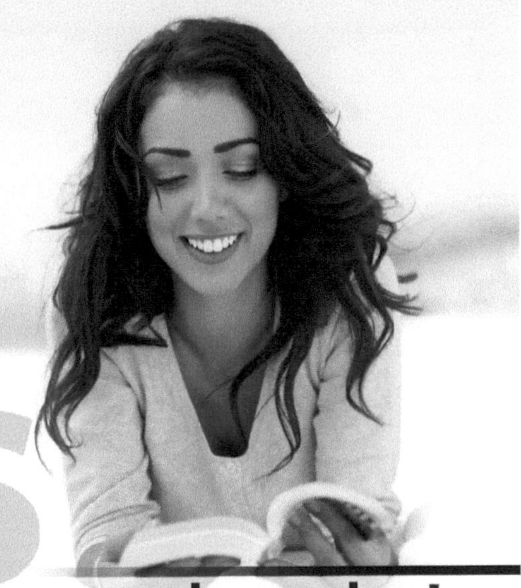

yes
I want morebooks!

Buy your books fast and straightforward online - at one of the world's fastest growing online book stores! Environmentally sound due to Print-on-Demand technologies.

Buy your books online at
www.get-morebooks.com

¡Compre sus libros rápido y directo en internet, en una de las librerías en línea con mayor crecimiento en el mundo! Producción que protege el medio ambiente a través de las tecnologías de impresión bajo demanda.

Compre sus libros online en
www.morebooks.es

SIA OmniScriptum Publishing
Brivibas gatve 197
LV-103 9 Riga, Latvia
Telefax: +371 68620455

info@omniscriptum.com
www.omniscriptum.com

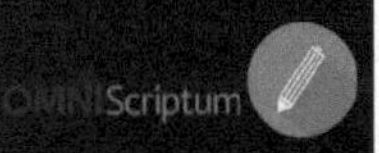

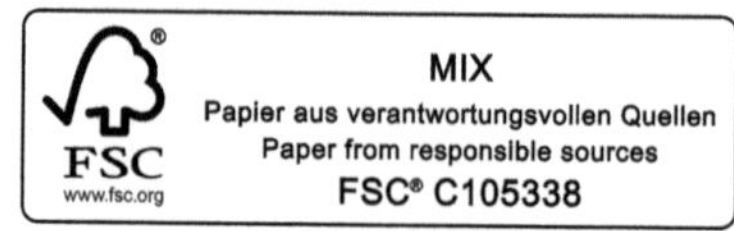

Printed by Books on Demand GmbH, Norderstedt / Germany